병원에서 알려주지 않는
음식과
약의 또 다른
비밀

병원에서 알려주지 않는
음식과 약의 또 다른 비밀

개정판 1쇄 발행 2025. 7. 4.

지은이 김남헌
펴낸이 김병호
펴낸곳 주식회사 바른북스

편집진행 박선민
디자인 김민지

등록 2019년 4월 3일 제2019-000040호
주소 서울시 성동구 연무장5길 9-16, 301호 (성수동2가, 블루스톤타워)
대표전화 070-7857-9719 | **경영지원** 02-3409-9719 | **팩스** 070-7610-9820

•바른북스는 여러분의 다양한 아이디어와 원고 투고를 설레는 마음으로 기다리고 있습니다.

이메일 barunbooks21@naver.com | **원고투고** barunbooks21@naver.com
홈페이지 www.barunbooks.com | **공식 블로그** blog.naver.com/barunbooks7
공식 포스트 post.naver.com/barunbooks7 | **페이스북** facebook.com/barunbooks7

ⓒ 김남헌, 2024
ISBN 979-11-7263-464-3 03510

•파본이나 잘못된 책은 구입하신 곳에서 교환해드립니다.
•이 책은 저작권법에 따라 보호를 받는 저작물이므로 무단전재 및 복제를 금지하며,
이 책 내용의 전부 및 일부를 이용하려면 반드시 저작권자와 도서출판 바른북스의 서면동의를 받아야 합니다.

병원에서 알려주지 않는

음식과 약의 또 다른 비밀

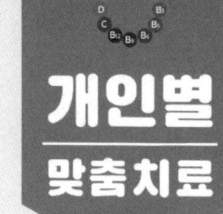

개인별 맞춤치료

김남헌 지음

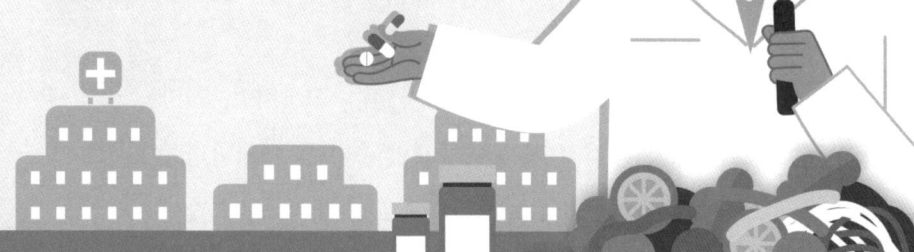

맞춤 식이요법으로 약 없이 병 이겨내기

맞는 음식 자주 먹고 덜 맞는 음식 가끔 즐기면서
더 건강하게 살 수 있습니다.

바른북스

서론

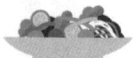

 의학이 고도로 발전하면서 과거에는 치료가 되지 않던 여러 질환들이 치료되고, 계속 발전하고 있습니다. 세균성 질환 치료에 사용되는 항생제도 많이 개발되고, 다른 치료약도 많이 개발되고 실용화되고 있습니다.
 그런데 생활습관병인 당뇨병, 고혈압, 고지혈증, 고도비만, 지방간 등을 앓고 있는 환자는 점점 더 늘어가고 있습니다. 당뇨합병증으로 인한 사지 절단과 시력상실, 신부전증으로 인한 투석, 심장마비, 심부전, 뇌졸중 등이 늘어나고 있습니다.
 과거에는 못 먹어 영양실조로 고통을 받았는데 이제는 물질문명의 발달로 다양한 식품이 개발되고 교통조건이 좋아짐으로 식품의 다양성과 이동성이 좋아져서 언제 어디서든 전 세계의 식품을 먹을 수 있게 되었습니다.

건강하게 오래 사는 법은 사람들의 주 관심사입니다.

100만 시간(114년 57일) 넘게 사는 분도 머지않아 국내에도 드물지 않을 것으로 예측됩니다. 2015년 통계청 자료에 의하면 100세 이상 한국인 고령자는 3,000명이 넘었습니다.

건강법에 대해서도 방식이 많아서 어느 것을 이용해야 할지 선택의 범위가 다양해졌습니다. 완전채식, 지중해식, 저지방식, 저탄수화물식 등 여러 가지가 있습니다.

자신이 읽고, 보고, 알고 있다는 것을 다 믿지 말아야 합니다. 너무 많은 사람들이 건강, 의료, 영양 정보를 인터넷에서 구하기 때문에, 인터넷상의 정보를 최대한 잘 평가하고 활용할 수 있는 방법을 아는 것이 중요해졌습니다. 유명한 교수님이 얘기한 것도 나에게는 맞지 않을 수 있다는, 즉 개인별로 다를 수 있다는 것입니다.

대학병원이나 연구기관이 아닌 관계로, 그리고 주제가 음식으로 병을 관리하는 것이어서 의사들의 전문분야는 아니지만 개인별 맞춤 식이요법의 효과가 좋은 사람은 예상보다 훨씬 좋아서 건강을 위한 좋은 선택 중의 하나가 될 수 있게 책을 쓰게 되었습니다. 케이스가 많지 않고 다양성 때문에 객관적으로 증명이 될 수 있는 숫자로 금방 판단할 수 있는 병인 당뇨병, 고혈압, 고지혈증, 그리고 본인이 확실하게 좋아짐을 느낄 수 있는 질환을 우선적으로 하고 있습니다.

메인 키워드는 사람마다 모든 것이 다를 수 있습니다. 기존 개념과 좀 다른 것은 같은 식품도 품종이 다르면 효과가 차이가 납니다. 건강기능식품도 같은 성분이어도 어느 회사 제품인가에 따라 다르고, 약품도 성분이 같아도 더 잘 맞는 제약회사 제품이 있습니다. 개인별, 품종별, 용량별, 회사별 다름을 적용하고부터 개인별 맞춤 식이요법 효과가 더 좋아졌습니다.

알기 쉽게 현대인들이 많이 사용하는 자동차를 예를 들면 아무리 성능과 편의 사항이 좋고 멋있는 자동차여도 기름이 없으면 차가 움직이지 못합니다. 또한 아무리 좋은 고급 휘발유라도 디젤차에는 큰 이득이 안 된다는 것과 같이 인체도 제일 중요한 게 먹어야 하고, 그것도 맞는 걸 자주 먹어야 좋습니다. 운동도 열심히 하고, 잠도 잘 자고, 스트레스도 잘 해결하고, 몸에 좋다는 여러 가지 식품과 건강기능식품, 비타민, 홍삼을 먹어도 내 몸에 맞지 않으면 몸이 말을 안 듣는다는 것입니다. 아무리 좋은 것도 내 몸에 안 맞으면 오히려 몸을 망가지게 할 수 있습니다. 혈압도 올라가고, 혈당도 올라가고 고지혈 수치도 올라갑니다.

식품도 품종에 따라 개인별로 잘 맞는 게 있습니다. 사상체질이나 8체질에서는 품종에 대해선 구별이 없습니다.

예를 들면 통곡물도 품종에 따라 늘보리, 찰보리, 귀리, 일반현미, 찰현미 등 사람마다 더 잘 맞는 게 있습니다. 야채로도 예를 들면 상추도 로메인 상추, 버터 헤드 상추, 적상추, 청상추 등 더 잘 맞는 게 있습니다.

개인별 맞춤 식이요법으로 당뇨병, 고혈압, 고지혈 환자들에게 적용하다 보면 약보다 더 강한 효과를 보입니다. 혈당, 혈압, 고지혈 수치가 많이 떨어집니다. 그래서 혈압약, 당뇨약, 고지혈약을 끊게 됩니다(다른 병도 좋아지지만 숫자가 나오는 병은 객관적으로 좋아짐을 알 수 있는 병을 우선으로 합니다).

필자도 도시락에 찰현미밥과 생야채를 기본으로 하고 몇 가지 반찬을 추가해서 골고루 먹어 10년 이상 먹던 고혈압약을 끊을 수 있게 도와준 와이프에게 감사드립니다.

또한 개인별 맞춤 식이요법 치료를 믿고 따라주어 약을 끊거나 줄인 많은 분들로부터 더 많은 분들에게 자신 있게 개인별 맞춤 식이요법 치료를 이야기할 수 있게 해주신 분들 모두에게 감사드립니다. 치료경과에 도움을 주는 자료들을 제공해 준 동생들도 고맙네.

앞으로 많은 분들이 사는 동안 맞는 음식 자주 먹고 덜 맞는 음식 가끔 즐기며 여러 가지 음식을 골고루 즐기면서 다양한 영양소를 섭취하게 되어 더 건강하게 살 수 있습니다. 또한, 약도 적게 먹거나 끊을 수 있어 약 부작용도 줄일 수 있습니다. 어떨 때는 약 부작용을 병으로 생각하여 약이 추가되는 경우도 가끔 있습니다.

사정상 개인별 맞춤 식이요법을 못 하는 분들은 개인별 맞춤 약 처방으로 고혈압약, 당뇨병약, 고지혈증약, 진통제, 위장약, 알레르기약, 전립선비대증 약 등을 맞는 약으로 바꿈으로써 약의 부작용을 줄일 수 있습니다. 또한, 약 부작용을 병으로 알고 먹던 복용약도 내 몸에 맞는 약을 골라 써서 부작용이 없어져 약을 먹지 않아도 됩니다. 결과적으로 약 가짓수를 줄일 수 있습니다. 부작용 없는 약은 없으니까요.

대부분의 사람들은 건강기능식품, 비타민은 부작용이 없는 것으로 알고 있지만, 건강기능식품도 부작용이 있습니다. 그래서 같은 성분의 영양제라도 나에게 맞는 회사 제품을 골라 먹어야 합니다. 예를 들면 오메가3, 종합비타민 등을 나에게 맞는 회사 제품으로 골라 먹어야 부작용을 줄이고 효과도 극대화할 수 있습니다. 오메가3, 비타민 등 여러 가지 제품 중 나에게 맞는 회사 제품으로 고르면 그 성분의 효과를 부작용 별로 없이 극대화할 수 있습니다.

쉽게 설명하면 A 회사 오메가3은 별 부작용이 없지만, B 회사 오메가3은 부작용이 생깁니다. 부작용은 부정맥, 고지혈증, 간 수치 상승, 위염, 생선비린내, 불면증 등 다양한 증상이 생길 수 있습니다.

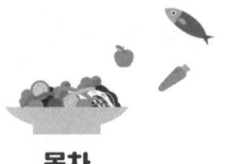

목차

서론

1. 개인별 맞춤 치료	21
2. 식이요법 입문	24
3. 병원에서 테스트	29
4. 집에서 실제 음식을 먹고 테스트하는 방법	32
5. 건강기능식품, 비타민, 건강식품	37
6. 약물	46

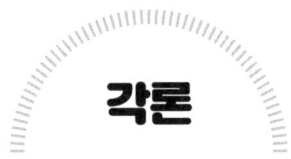

각론

1. 감기	63
2. 기침	69
3. 열	72
4. 중이염	75
5. 코피	79
6. 알레르기 비염	82
7. 아토피 피부염	85
8. 배 아픔	88
9. 위·식도 역류 질환	91
10. 위염	94
11. 설사	99
12. 변비	104
13. 당뇨병(糖尿病)	109
14. 고혈압	164
15. 고지혈증	188
16. 통증	201

맺음말

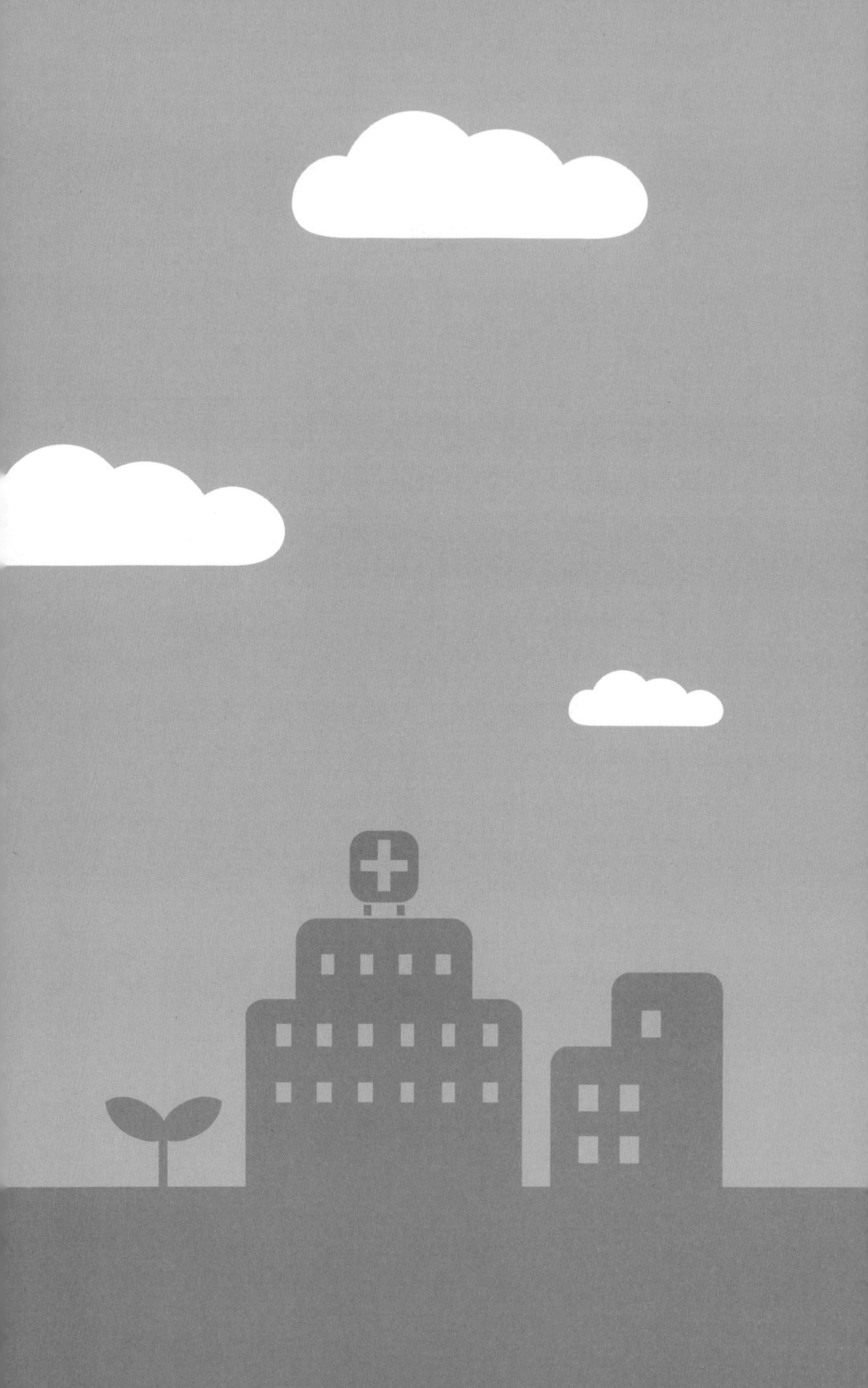

총론

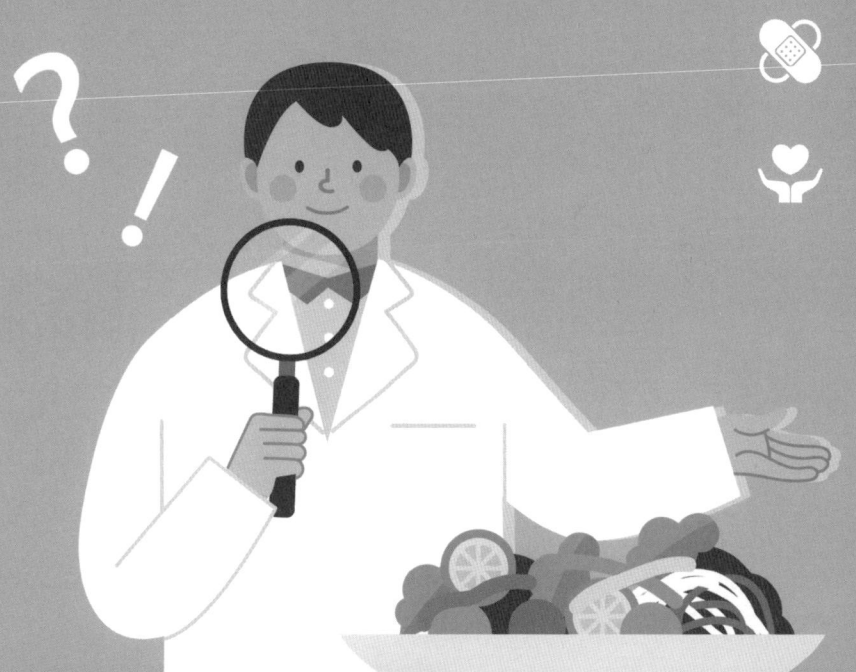

개인별 맞춤 치료는 표준화된 확률 높은 병원 치료를 하면서 개인차이가 있는 사람은 개인에 맞게 약과 음식을 처방하는 방식입니다.

개인별 맞춤 식이요법만으로도 고혈압약, 당뇨약, 고지혈증약을 줄이거나 끊을 수 있습니다.

또한 전문화된 진료가 필요하거나 최고수준의 기술이 필요한 질환은 대학병원의 전문화된 치료를 받게 하면서 전문치료가 끝나거나 장기적인 치료가 필요할 때는 개인별 맞춤 식이요법 등 병행할 수 있는 범위 내에서 병 치료에 도움을 줍니다.

많은 사람들이 인정하는 근거 있는 건강법도 일부 사람은 도움이 안 될 수 있으므로 일부 내용은 나에게 맞추어 약간 변경하는 게 좋습니다. 약을 사용하는 경우에는 담당 의사 선생님과 상의해서 해야 안전합니다. 건강기능식품이나 영양제, 비타민은 본인이 시행착오를 거치면서 조절해도 됩니다.

불편한 증상마다 약을 먹으면 약이 약을 부를 수 있습니다. 얼마 전 중앙일보에 77세의 여성분은 당뇨병, 심부전, 과민성대장증후군, 위·식도역류병, 경추간판장애 등으로 건강기능식품 8개를 포함하여 총 34개의 약을 먹고 사는 분도 있다는 기사를 보았습니다.

유전자는 사람마다 다릅니다. 같은 부모에게서 태어난 형제라도 유전자의 개체차이는 있습니다. 같은 형제도 여러 가지가 다름을 알 수 있습니다. 사람마다 유전자가 다르며 장내 마이크로바이옴의 개체차이가 있다면 영양물질의 섭취법도 차이가 납니다.

현대사회는 건강을 많이 신경 쓰므로 건강 정보 지식이 아주 많습니다. 대개는 뭐에는 뭐가 좋고 하는 단답식 건강상식들이 난무합니다. 잘 가려서 받아들이는 게 좋습니다. 개인마다 차이가 있어서입니다.

근거 중심의 공식 인증된 많은 지식들도 개인에 따라서는 효과가 달라질 수 있습니다. 음식, 약, 건강기능식품, 건강식품, 비타민, 영양제 등에 반응하는 것도 개인별로 다름을 반복해서 소개하고자 합니다. 객관적으로 증명이 되는 고혈압, 당뇨, 고지혈증 등 숫자가 있는 병은 환자 숫자가 적어도 근거가 남습니다.

똑같은 음식을 같이 먹어도 설사하는 사람, 구역질하는 사람, 두드러기 생기는 사람 등 다양하게 반응합니다. 예를 들어보면, 몸에 좋다고 먹는 우유를 먹으면 설사하는 사람, 뱃속이 더부룩한 사람,

알레르기 생기는 사람 등 다양한 반응을 보입니다.

복숭아는 맛도 좋고 건강에 도움이 되지만 일부 사람들은 알레르기로 오히려 고생할 수도 있습니다. 복숭아 알레르기도 사람에 따라 심하고 덜함을 볼 수 있습니다. 복숭아 과수원 옆을 지나가기만 해도 두드러기가 생기는 아주 예민한 사람도 있습니다.

홍삼을 먹으면 힘이 나고 건강해지는 경우가 많습니다. 그런데 몸에 좋다는 홍삼을 먹으면 혈압이 올라가서 코피 터지는 사람도 있고, 홍삼을 먹으면 당 수치가 높아지는 사람 등 다양합니다.

나에게 잘 맞는지, 조금 맞는지, 조금 안 맞는지, 아주 안 맞는지 개인별 차이가 있습니다. 아주 안 맞는 것은 본인이 알고 있는 경우도 많습니다. 어떤 식품을 먹으면 설사를 한다거나, 두드러기가 생긴다든가, 원래 있는 병이 더 심해진다면 그 식품은 피하도록 합니다. 조금 안 맞는 음식은 소량씩 먹는다든지 가끔 먹는 것으로 부작용을 줄이면서 필요한 성분은 섭취합니다.

개인병원 의사로 환자를 진료하다 보면 기침약도 우리 병원 표준 기침약에 잘 듣는 사람이 많지만, 표준약에는 잘 듣지 않으나 다른 성분의 기침약에 잘 듣는 사람도 있습니다.

고혈압 환자도 어떤 사람은 A 혈압약으로 정상수준으로 내려가고 다른 사람은 그 약에는 정상범위로 내려가지 않고 B 혈압약을 먹어야 정상수치로 내려갑니다. 또한 혈압은 정상수치로 내려가도 부작용으로 허리 아프거나 근육통, 관절염이 생기는 사람도 있고 다리가 붓는 사람 등 여러 가지 부작용이 생길 수도 있습니다.

당뇨병 환자도 표준 당뇨약에 당 수치가 잘 내려가는데 다른 사람은 같은 약을 복용해도 당 수치가 많이 내려가지 않고 오히려 속 쓰림, 구역 등을 호소하는 사람도 있습니다.

질병마다 표준치료에 잘 듣는 사람이 많지만 안 듣는 사람도 있어 "사람마다 다르다."는 개념을 도입하고 나서는 개인마다 잘 듣는 약을 골라서 주려고 머릿속은 상당히 복잡하지만 개인마다 처방을 달리하여 환자들이 잘 좋아지는 걸 보면 좋습니다.

그래서 처음 병원 방문하는 환자의 잘 맞는 약을 고르기 위해 각 질환마다 표준약, 2번 약으로 나누어 각각의 질환별로 우리 병원 표준약부터 투여해서 반응을 보고 잘 안 들으면 약을 바꿔주어 가능한 잘 듣는 약으로 그 환자의 표준으로 합니다. 장기처방이 필요한 환자는 표준약, 2번 약이 둘 다 잘 듣지 않으면 오링테스트를 하여 약을 고르기도 합니다.

감기 같은 병에서도 약이 잘 맞는 것이 사람마다 다른 경우도 많습니다. 간혹 감기는 식구들이 같이 걸리니까 한 사람이 처방받아 가서 다른 사람도 같이 먹으면 같은 약인데도 잘 듣는 사람과 잘 안 듣는 사람으로 나누어집니다.

흔하게는 머리가 아프거나 열이 날 때 해열진통제인 아세트아미노펜(상품명: 타이레놀 등)에 잘 듣는 사람, 이부프로펜(상품명: 부루펜 등)에 잘 듣는 사람으로 나누어집니다. 경우에 따라 둘 다 안 맞는 사람, 둘 다 맞는 사람도 가끔 있습니다. 일부의 사람에서는 둘 다 안 들을 땐 다른 소염진통제로 처방하게 됩니다.

일부 환자분들은 개인별 맞춤 식이요법으로 약을 먹지 않거나 적게 먹으면서 당뇨병, 고혈압, 고지혈증을 관리할 수 있다고 하면 잘 받아들이지 못합니다. "약을 여러 가지 먹어도 조절이 잘 안 되는데 어떻게 음식을 가려 먹고서 약을 줄이거나 끊을 수 있을까?" "귀찮게, 복잡하게 신경 안 쓰고 먹고 싶은 거 다 먹고, 약 먹을래요."라는 반응도 많습니다.

과연 그럴까요? 마음 놓고 이것저것 맛있는 거 자주 먹으면 약은 점점 더 늘어납니다. 장기적으로는 병원을 더 자주 갈 가능성이 큽니다. 옥수수 안 맞는 사람이 많이 먹으면 통증 있는 사람은 어깨 통증, 무릎 통증, 허리 통증이 무거운 것 들었을 때처럼 더 아파집니다. 대부분 사람들이 음식으로 통증이 심해진다면 잘 믿지 못합니다. 실제로 끊어보면 좋아집니다.

여름에 통증 환자 치료 때 환자 "저번 주는 무거운 것 들지도 않았는데 왜 어깨, 허리가 더 아픈가요?" 의사 "옥수수 먹었지요?" 환자 "어떻게 아셨어요? 시골서 옥수수 두 포대(=큰 자루) 보내주어 먹고 있는데요." 이 글을 읽는 분들도 잘 모르셨을 겁니다. 옥수수가 체질적으로 잘 안 맞는 사람은 몸의 통증 질환의 통증이 심해집니다. 음식이 안 맞아도 통증 환자는 통증이, 위장염 환자는 위장장애가, 다른 질환이 있으면 그 병의 증상이 더 심해집니다. 물론 병이 악화되는 정도는 많이 안 맞는 식품인가, 조금 안 맞는 식품인가에 따라 개인차가 있습니다.

개인의 선택이므로 먹고 싶은 것 다 먹고 약 먹겠다는 분은 약이라도 본인에게 잘 맞는 것으로 바꾸어 치료약을 교체해 가며 약 부작용을 줄이면서 치료하게 됩니다.

 대개 개인별 맞춤 식이요법을 못 하는 경우는 회사 업무 관계로 세 끼 모두 외식으로 해야 하는 경우입니다. 이때도 완전히 실천할 수 없어 미흡해도 효과를 볼 수 있습니다. 개인의 상황에 따라 할 수 있는 범위 내에서 적용할 수도 있습니다.

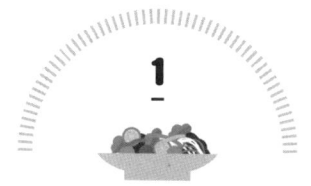

개인별 맞춤 치료

근거 있고 확률 높은 표준화된 병원 치료를 하면 대부분의 사람들은 증세가 좋아지지만, 표준치료에 잘 듣지 않는 사람에게는 개인에게 맞게 약과 음식을 개인마다 조정하여 처방하는 방법입니다.

같은 식품도 품종에 따라 더 잘 맞는 게 있습니다. 구매하기 쉬운 통곡류로 예를 들면 찰보리, 늘보리, 쌀보리, 검은 보리, 귀리, 일반 현미, 찰현미 등으로 세분하면 더 잘 맞는 통곡류가 선택되어 자주 먹게 되면 훨씬 몸에 더 효과가 좋습니다.

야채도 상추를 예를 들면 로메인 상추, 버터 헤드상추, 적상추, 청상추 등 더 잘 맞는 것이 있습니다.

건강기능식품, 영양제, 비타민, 약도 개인별 같은 성분이라도 나에게 잘 맞는 회사 제품이 있습니다. 오링테스트 해서 간단하게 고를 수 있습니다. 오링테스트는 간단한 테스트지만 각각의 사람들의 힘의 크기가 다르므로 정확하게 하기가 쉽지 않습니다. 정확하게 할 수 있는 분이 해야 정확한 결과가 나옵니다. 아기들도 어른이 중계로 할 수 있습니다.

질병 치료를 위해 약을 적게 사용하거나 사용하지 않을 목적으로 개인별 맞춤 식이요법, 맞춤 약물 처방, 맞춤 건강기능식품을 골라 먹어 질병을 치료하고 예방하는 데 도움을 줍니다.

개인별 맞춤 식이요법으로 생활습관병인 당뇨병, 고혈압, 고지혈증 등 질환이 있는 분들도 약을 줄이거나 약을 끊도록 도와줍니다. 통증 질환 환자에게도 통증을 줄여주고 소염진통제 약을 적게 사용할 수 있게 도와줍니다.

표준 식이요법의 대부분 의학 지식들은 각 질병별로 분류되어 있어 각 질병별로 권장되어 있습니다. 각 질병별로 좋다는 식이요법도 환자에 따라 개인 차이가 있습니다.

지금까지 알고 있는 나의 건강 지식에 나에게 잘 맞는 음식을 좀 더 자주 먹고 덜 맞는 음식은 가끔씩 먹거나 소식합니다. 물론 어떤 음식을 먹으면 바로 토하거나 설사하거나 알레르기 증상이 나타나거나 몸에 해로운 증상이 바로 나타나는 것은 가능한 섭취하지 않는 게 좋으나 먹어도 별 증상을 못 느끼는 조금 덜 맞는 음식은 소량으로 가끔 먹어도 됩니다. 조금 안 맞는 음식에서도 나에게 필요한 영양소를 그 음식에서 섭취할 수 있습니다.

의성 히포크라테스도 음식의 중요성을 일찍이 강조하셨습니다.
"음식으로 고치지 못하는 병은 약으로도 고치지 못한다."

식이요법 입문

1) 식품군별 식이요법

6가지 식품군별(1. 곡류군, 2. 어육류군, 3. 채소군, 4. 지방군, 5. 우유군, 6. 과일군)로 식이요법

- 표준화된 병원에서 권장하는 식이요법을 이용합니다.

6가지 식품군별 식품 및 1교환 단위량의 예

		열량 (kcal)	탄수화물 (g)	단백질 (g)	지방 (g)	식품의 예
곡류군		100	23	2	–	밥 70g(⅓공기), 죽 140g(⅔공기), 식빵 35g(1쪽), 떡 50g, 삶은 국수 90g, 고구마 70g, 감자 140g
어육류군	저지방	50	–	8	2	살코기 40g(탁구공 크기), 가자미/동태/조기 50g(소 1토막), 멸치 15g, 굴 70g(⅓컵) 중하새우 50g(3마리)
	중지방	75	–	8	5	쇠고기(등심) 40g(탁구공 크기), 고등어/꽁치/삼치/갈치 50g (소 1토막), 계란 55g(1개), 검정콩 20g(2큰술), 두부 80g
	고지방	100	–	8	8	갈비/삼겹살 40g, 프랑크소시지 40g, 생선 통조림 50g, 치즈 30g(1.5장)
채소군		20	3	2	–	푸른잎채소 70g(익혀서 ⅓컵), 무/오이/애호박/콩나물 70g, 김 2g(1장), 버섯 50g, 도라지 40g, 배추김치 50g
지방군		45	–	–	5	식물성기름 5g(1 작은 스푼), 견과류(땅콩/아몬드/호두/잣) 8g, 버터 5g, 마요네즈 5g, 드레싱 10g
우유군	일반우유	125	10	6	7	우유 200mℓ(1컵), 두유 200mℓ(1컵), 전지분유 25g(5 큰 스푼)
	저지방우유	80	10	6	2	저지방 우유 200mℓ(1컵)
과일군		50	12	–	–	사과(부사) 80g, 배 110g, 귤 120g, 딸기 150g, 단감 50g, 수박 150g, 참외 150g

출처: 당뇨병 식품교환표 활용지침 제3판, 대한당뇨병학회(2010)

2) 한 접시 건강 식이요법

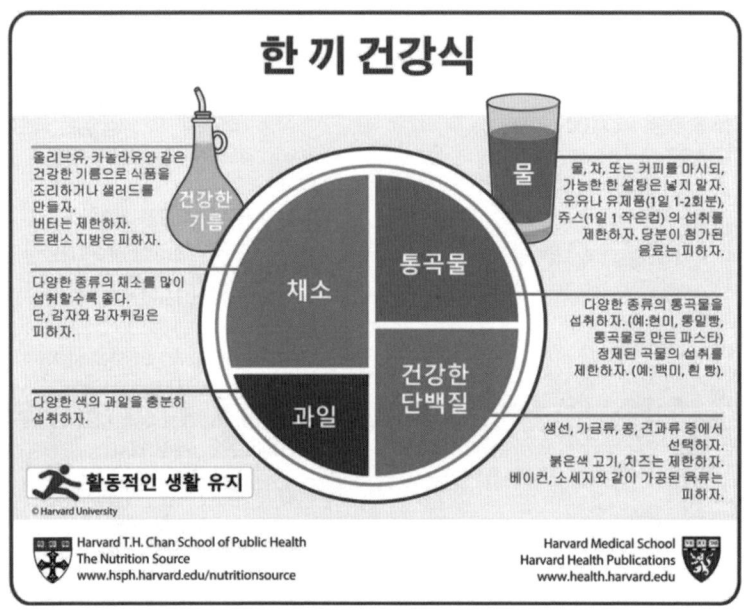

접시의 절반은

다양한 종류와 색의 채소와 과일로 섭취

채소: 양배추, 양파, 당근, 브로콜리, 시금치, 비트, 케일, 해조류

과일: 사과, 배, 오렌지, 딸기, 블루베리, 포도, 매실

접시의 ¼은

정제되지 않은 통곡물로 섭취

현미, 보리, 귀리, 통밀,

또는 이와 같은 통곡물로 만들어진 파스타나 빵

접시의 ¼은

단백질로 섭취

생선과 닭고기와 같은 흰 살코기, 콩(두부, 청국장, 낫또), 견과류

3) 개인별 맞춤 식이요법

같은 식품도 품종에 따라 개인마다 다르게 잘 맞는 게 있다는 것입니다. 이것은 제가 발견한 것입니다.

최근의 책에는 당뇨병에는 쌀보다는 통곡물이 일반적으로 좋다고 알려져 있습니다. 그런데 제가 발견한 것은 통곡물도 찰현미, 일반현미, 늘보리, 찰보리, 쌀보리, 귀리 등 품종에 따라 개인마다 더 잘 맞는 것이 있습니다.

야채도 상추를 예를 들면 로메인 상추, 버터 헤드상추, 적상추, 녹상추 등 더 잘 맞는 것이 있습니다.

특히 당뇨병 환자인 경우에는 통곡류 중 품종까지 맞는 것을 골라 먹으면 인슐린 주사 맞는 사람이나 아마릴 계통의 당뇨약을 먹는 사람들은 당을 자주 측정해 봐야 저혈당을 막을 수 있습니다. 맞춤 식이요법을 하면 당이 많이 떨어져서 저혈당이 잘 올 수 있습니다.

식사요법을 잘 활용하면 2형당뇨병 환자는 최대 2%까지 당화혈색소가 감소하고, 1형 당뇨병 환자도 1.9%까지 당화혈색소를 감소시킬 수 있다는 연구결과가 있다. 약물요법으로는 당화혈

색소가 보통 0.5~2%까지 감소하므로, 식사요법을 통한 관리가 어떤 약물치료만큼이나 효과적이라는 근거는 확실하다(《당뇨병의 정석》, p186, 대한당뇨병학회).

그런데 개인별 맞춤 식이요법을 하면 식이요법만으로 혈당이 많이 떨어져서 식이요법 전의 당화혈색소 수치보다 식이요법 후 당화혈색소 수치가 3.2~4.9% 만큼 차이로 아래로 떨어집니다. 즉 일반 병원에서의 식이요법과 당뇨약 복용한 것보다 더 많이 떨어집니다. 그래서 약을 끊거나 줄일 수 있습니다.

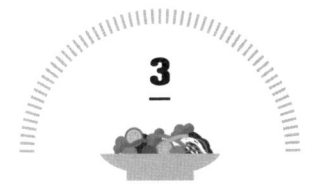

병원에서 테스트

1) 준비와 주의할 점

① 가운을 갈아입습니다—속옷 색깔도 테스트에 영향을 줄 수 있습니다. 흰 가운은 피합니다. 검은색, 노란색, 청색 가운도 피합니다.

② 금속(귀걸이, 목걸이, 반지, 시계, 핀, 액세서리, 열쇠, 자동차 키 등), 신용카드, 휴대폰 등도 빼서 몸에서 떨어지게 합니다.

③ 어른 중에 손가락 힘이 너무 센 사람이나 너무 약한 사람, 어린이는 오링테스트가 잘 되는 사람이 중간에 서서 중계로 합니다(병원 직원이나 부모 등).

④ 검사 당일에는 약, 한약, 진한 차, 커피, 술 등을 마시지 않습니다.

2) 식품, 약 테스트

① 곡류군 테스트는 쌀, 늘보리, 찰보리, 쌀보리, 검은 보리, 귀리, 일반현미, 찰현미를 테스트합니다. 식빵, 떡, 삶은 국수, 고구마, 감자를 테스트합니다.
② 과일군 테스트는 사과, 귤, 오렌지, 대추, 바나나. 참외, 감, 포도, 수박 등을 합니다.
③ 야채군 테스트는 양배추, 양파, 무, 오이, 당근, 브로콜리, 상추 등을 합니다.
④ 복용 중인 약 테스트할 품목 – 혈압약, 당뇨병약, 고지혈증약, 진통제 등을 테스트합니다.
⑤ 건강기능식품, 영양제, 비타민 등을 테스트합니다.

3) 집에서 오링테스트는 오류가 많으므로 하지 않도록 합니다

오링테스트가 쉬워 보여 집에서 해보면 잘 맞지 않습니다. 남편이 부인보고 해보라고 하면 대부분 맞는 것으로 나옵니다. 반대로 부인이 남편보고 해보라고 하면 대부분 안 맞는 것으로 나옵니다. 이유는 대부분 부부는 힘의 차이가 많이 나기 때문입니다. 집에서는 재미로 한번 하는 걸로 끝내야 합니다.

간단하게 보이는 테스트지만 전문적인 분에게서 강의 듣고 실습을 거쳐 전문가 앞에서 몇 차례 여러 사람을 상대로 실습해 봐야 오링테스트 초급 시술자가 됩니다.

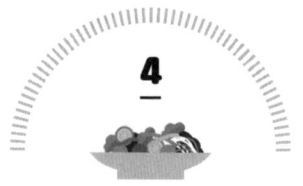

4

집에서 실제 음식을 먹고 테스트하는 방법

혈당, 혈압을 주로 하는 이유는 당뇨병, 고혈압이 제일 흔한 병이고 가정에서 혈당기, 혈압계를 구하기 쉽기 때문입니다.

목적

① 개인별 맞춤 식이요법 테스트가 잘 되었는지 실제로 음식을 먹어보고 확인해 봅니다.

② 혈당, 혈압에 조금 안 맞는 음식은 어느 정도까지의 양을 먹을 수 있는지 검사할 수 있습니다.

③ 다른 안 맞는 증상은 몸의 반응을 관찰해 봅니다. 알레르기 반응, 통증 반응, 위장관 반응, 호흡기 반응 등을 면밀히 관찰 기록합니다. 알레르

기 반응은 일반 병원에서는 혈액으로 알레르기 검사나 피부 반응검사로 병원에서 해볼 수 있습니다.

우선 평상시 자주 먹는 음식부터 테스트해 봅니다(쌀밥은 남자는 햇반 1개 용량 210g, 여자는 햇반 용량의 ⅔인 140g). 반찬은 그대로 먹고 통곡물(찰보리, 늘보리, 쌀보리, 귀리, 찰현미, 일반현미) 테스트해 봅니다.

통곡물 테스트는 남자는 210g(햇반 1개 용량), 여자는 140g(햇반 1개의 ⅔ 용량)로 해봅니다. 과일은 식후 2시간 간식 때 먹고 측정해 봅니다. 양은 6가지 식품교환표 아래의 과일 용량을 참고해서 해봅니다.

건강기능식품이나 영양제, 약은 일주일 먹고 나서 테스트를 시작합니다. 아주 안 맞는 것 말고는 2~3일 먹어서는 약 효과 결과가 안 나타나는 경우도 많습니다.

① **곡물 테스트**는 쌀, 늘보리, 찰보리, 쌀보리, 검은 보리, 귀리, 일반현미, 찰현미 테스트합니다. 다음 중 자주 먹는 것이 있으면 식빵, 떡, 삶은 국수, 고구마, 감자를 테스트합니다.
② **과일테스트**는 사과, 배, 귤, 토마토, 참외, 바나나, 오렌지, 딸기, 포도

준비물

1. 혈당 측정기 종합세트(혈당계, 시험지, 채혈기, 채혈바늘, 알콜솜)
2. 자동 혈압계

측정

1. 음식을 먹기 전에 혈당, 혈압, 맥박 측정
2. 음식 먹고 나서(음식 먹기 시작한 시간 기준) 3회 측정

식후 30분, 식후 1시간, 식후 2시간 후 혈당, 혈압, 맥박을 측정합니다.

1) 자가혈당검사 방법

1. 손을 깨끗이 씻고 완전히 말립니다.
2. 혈당검사기기의 전원을 켭니다.
3. 혈당검사용 스트립을 혈당검사기기에 꽂습니다.
4. 알코올 솜으로 채혈할 부위를 소독하고 완전히 말립니다.
5. 다른 손의 손가락으로 찌르게 될 손가락을 마사지하듯이 주무르고, 피를 손끝으로 몰아줍니다.
6. 자동채혈기로 채혈부위를 찌릅니다.
7. 채혈부위는 손가락 끝의 양쪽 가장자리가 가장 적당합니다. 이 부위는 통증이 적고 피가 잘 나오는 부위입니다. 채혈부위는 손가락마다 돌아가면서 선택합니다.
8. 찌른 후 부드럽게 주변 부위를 눌러주어 충분한 양의 혈액이 나오면 스트립에 혈액을 한 방울 묻힙니다. 이때 손가락을 너무 얕게 찌르고 쥐어짜지 않도록 주의합니다. 쥐어짜는 경우에는 조직액이 새어 나와 혈액이 희석되고 부정확한 결과를 얻을 수 있습니다.
9. 검사결과를 확인 후 기록합니다.

10. 사용한 일회용 바늘과 스트립을 제거하고 바늘은 바늘 전용 폐기통에 버려서 다른 사람이 찔리지 않도록 합니다.

2) 올바른 혈압측정방법

준비단계

- 혈압 측정 전 최소 5분 동안 안정하며, 조용한 환경에서 측정합니다.
- 혈압 측정 30분 이내에는 흡연, 알코올, 카페인을 섭취해서는 안 됩니다.
- 혈압 측정 중에는 이야기하지 않습니다.
- 용변을 본 후에 혈압을 측정합니다.

측정 자세

- 등은 바르게 기대고 앉아서 측정합니다.
- 양발은 평평한 평지 위에 내리고, 발을 꼬지 않습니다.
- 위팔을 테이블에 놓고 가능하면 맨팔 위로 커프를 감고 측정하는 것이 좋으나 옷이 얇을 경우에는 옷 위로 커프를 감고 측정해도 무방합니다.

* 손바닥이 위로 오게 자세를 취하고 팔꿈치 앞 중앙에 혈압계 줄이 오게 합니다.

혈압은 최소한 2회 이상 측정치의 평균값으로 표시합니다. 처음에는 양팔에서 혈압을 측정한 뒤, 수축기 혈압 차이가 10mmHg 이상 지속 시, 다음부터는 혈압 수치가 높은 팔에서 혈압을 측정하며, 수치가 높은 팔을 기준으로 고혈압을 진단합니다. 지속적으로 수축기 혈압 차이가 20mmHg 이상 차이 시, 대동맥축착증이나 상지혈관협착 같은 혈관질환을 고려해야 합니다.

부정맥이 있으면 혈압은 측정할 때마다 변동이 크기 때문에 3회 이상 측정하여 평균을 내야 합니다. 안정 시 심박수 확인과 심방세동 등 부정맥 발견을 위하여, 혈압 측정 시 맥박을 같이 측정합니다.

정상수치

식후 혈당: 식후 2시간 140(mg/dL) 이하

식후 혈압: 120/80mmHg

맥박: 85–65회/min

3) 결과 메모해서 맞춤 식이 병원 방문 시 상담

1. 구역, 구토, 설사, 배 아픔 등
2. 두통, 관절염 등 통증 증가
3. 피부 알레르기, 비염 등
4. 평소 없던 증상들

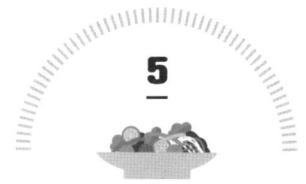

5

건강기능식품, 비타민, 건강식품

설이나 추석 후에는 혈압이 높아서 오는 분이나 혈당이 많이 올라서 오는 분들도 있습니다. 대개 종합비타민이나 영양제, 홍삼 등에 안 맞는 사람이거나 필요한 성분인데 안 맞는 회사 제품을 선물로 받아 복용한 결과입니다.

몸에 좋다는 여러 가지 건강기능식품, 영양제도 제조회사에 따라 똑같은 성분이어도 나에게는 안 맞을 수 있습니다. 대부분 사람들은 영양제니까 부작용이 없다고 생각하십니다. 영양제도 부작용이 있습니다.

예를 한 가지 들어보면 오메가3도 제품에 따라서 나에게 안 맞는 회사 제품이 있습니다. 자기에게 안 맞는 오메가3 제품을 먹는 사람은 약 설명서상의 부작용을 보면 고혈압, 부정맥, 고지혈증, 심근경색, 변비, 위염, 역류성 식도염, 설사, 고혈당증, 간 수치 상승, 근육통, 관절염, 어지럼증, 불면증, 신경증, 기침, 코피, 탈모, 습진, 백내장, 발기부전, 피부염 등이 생길 수 있다고 되어있습니다.

건강을 위해 먹는 영양제가 다양한 부작용을 일으킬 수 있습니다.

베타카로텐이 들어있는 종합비타민을 흡연하는 사람이 계속적으로 먹을 때 폐암이 더 잘 생긴다는 보고도 있습니다. 베타카로텐을 음식물로 섭취할 때는 대개 괜찮습니다.

홍삼에 안 맞는 사람은 혈압, 혈당이 올라 매일 코피가 터지는 분도 있고 당 조절이 안 되는 분도 있습니다.

비타민C는 하루 권장량이 100㎎이지만 비타민C를 하루 10,000㎎ 먹는 고용량 요법도 있습니다. 고용량 요법은 감기에 덜 걸리거나 위장병이 없어지거나 햇빛 알레르기도 없어집니다. 고용량 정맥주사투여로 암 치료도 합니다. 칼슘이 뼈에 들어가기 위해선 마그네슘, 비타민D, 비타민K가 필요합니다. 시중 종합비타민에는 몸에 해로운 제품이 있습니다. 석유부산물에서 추출한 화학첨가물이 많이 들어가 위장장애나 알레르기를 일으킵니다.

비타민이나 미네랄의 효능은 나에게 맞는 제품일 경우에는 때론 막강합니다. 마그네슘은 심장박동이 불규칙하고 혈압이 높은 환자에게 혈압과 심장박동을 정상화합니다. 눈꺼풀 떨림이나 다리에 쥐가 나는 것을 막아줄 수도 있습니다.

1) 홍삼 농축액 먹고서 코피 나는 분

홍○○(67세, 남자)

특별한 이유 없이 코피가 자주 터져 이비인후과에 자주 가서 치료했습니다. 이비인후과에서 자주 코피로 치료하러 오니까 혹시 코피가 날 신체적 다른 원인이 있는지 대학병원인 S 병원에 가서 여러 가지 검사를 의뢰했습니다. 검사결과 코피의 원인이 될 만한 병이 없었습니다. 4월에 본 병원에 내원했는데 테스트 결과 1월부터 먹기 시작한 홍삼 농축액이 원인으로 보이니까 끊도록 하였습니다. 병원 방문 이후 홍삼을 먹지 않자 그 이후 코피가 나지 않았습니다. 그 이후 몇 년이 지났지만 코피가 난 적이 없어 이비인후과에 간 적이 없었습니다.

2) 오메가3, 스쿠알렌 먹고서 혈당, 간 수치 상승하는 분

오메가3도 나에게 안 맞는 회사 제품을 먹으면 가끔 혈압, 혈당, 간 수치가 올라가는 사람도 있습니다.

홍○○(61세, 여자)

고혈압, 당뇨병으로 본 병원에서 치료하는 환자인데 혈압이 평균 130/80mmHg 전후이고, 당화혈색소도 평균적으로 7.0% 전후로 조절되었습니다. 그런데 2월 구정 지나고 나서 서서히 혈당, 혈압상승이 시작되었습니다.

5월 9일, 혈액검사상 당화혈색소가 8.8%로 많이 올라갔습니다. 혈당이 224mg/dL 이상 되고 혈압도 150/90mmHg도 높아지기 시작했습니다. 혈압상승, 혈당상승, 고지혈증, 그리고 간 수치가 전부 상승했습니다(술은 마시지 않습니다). 원인을 찾다 보니까 구정 때 간호사인 딸이 구정 선물로 받은 오메가3, 스쿠알렌 영양제가 원인으로 의심되었습니다. 혈액검사 보고 바로 먹지 않는 걸로 했습니다.

8월 19일, 오메가3을 끊고 3개월 후 혈액검사상 혈당과 고지혈증, 고혈압은 많이 좋아졌습니다.

날짜		5월 9일	8월 19일	정상치
혈압	B.P(mmHg)	150/90	130/80	120/80(mmHg)
당화혈색소	HbA1c	8.8	7.0	〈5.7%
간 수치	AST	68	107	〈40 U/L
	ALT	130	107	〈40 U/L
	r-GTP	176	111	6-42 U/L
고지혈치	총콜레스테롤	296	151	〈200mg/dL
	HDL 콜레스테롤	49	42	〈40mg/dL
	LDL 콜레스테롤	220	90	〈100mg/dL
	중성지방	211	140	〈150mg/dL
오메가-3 스쿠알렌		구정부터 3개월 먹다 끊음	끊고 3개월 후 좋아짐	

늘봄 김박 Tip

부작용도 한두 가지가 아니라 여러 가지가 나타나는 경우는 많지는 않습니다. 구정 명절에 선물로 몸에 좋으라고 건강기능식품을 먹기 시작했는데 잘 맞지 않아서 혈압, 혈당, 고지혈, 간염 등 여러 가지의 부작용으로 혈액검사 수치가 증가하였습니다. 마침 건강기능식품을 끊어서 좋아졌습니다.

병원에서는 물론 일부 사람이라고 지나칠 수 있지만 확률은 낮지만 나에게도 가능성이 있으므로 어떤 증상이 생겼을 때 약을 먹어 증상 완화가 보편적이지만 가능하다면 근본적인 원인을 찾아 도와주면 나의 몸을 지킬 수 있습니다. 특히 건강기능식품은 끊어도 별문제가 없으니까요. 어떤 증세가 나타나면 건강기능식품이나 영양제는 끊어보면 구별되는 경우도 많습니다. 그러나 전문적인 치료약은 담당 의사선생님과 상의해서 조절해야지 본인 마음대로 끊으면 위험합니다.

3) 유산균 제품 먹고 부정맥 생기는 분

김○○(64세, 여자)

고혈압으로 한 달에 한 번 진료받는 환자인데 혈압을 잴 때 부정맥이 나타났습니다. 원인을 찾아주기 위해 질문을 했습니다. "최근에 건강기능식품이나 영양제 먹는 것 있냐."고 물었습니다. 유산균 제품 먹은 지 반달 정도 되었다고 합니다. 일단 유산균 제품이 원인일 수 있으니까 일주일 동안 유산균을 먹지 말고 병원에 오라고 했습니다. 일주일 후에 왔을 때는 부정맥이 없어졌습니다. 먹고 있던 유산균 제품이 이분에게 맞지 않아 부정맥이 나타났다가 안 먹으니까 부정맥이 없어졌습니다. 이분에게 맞는 다른 회사 유산균 제품을 먹으면 부정맥이 안 나타납니다.

건강기능식품도 똑같은 성분이어도 나에게 맞는 회사 제품이 있습니다.

내 몸에 안 맞으면 부정맥이나 다른 부작용이 생길 수 있습니다. 대부분 병원이나 일반 사람들에게 비타민A는 어디에 좋고, 비타민D는 어디에 좋고 등은 알려져 있어서 잘 알고 있지만 나에게 맞는 회사 제품이 따로 있다는 것은 잘 알고 있지 않습니다.

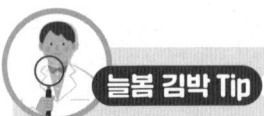
늘봄 김박 Tip

개인병원에서 진료 시 의사가 혈압을 잴 때 청진기로 맥박을 들으며 커프의 압력을 내리면서 청진 중 맥박 소리가 나타나면 수축기 혈압(120mmHg)을 알 수 있고 계속 맥박 소리를 듣다가 맥박 소리가 사라지면 그때 혈압이 이완기 혈압(80mmHg)으로 체크됩니다. 이 사이의 맥박 소리가 규칙적으로 뛰지 않고 뛰다 안 뛰다 하면 부정맥으로 진단이 됩니다. 손목의 엄지 쪽 요골동맥을 만져보면 뛰다 안 뛰다 하는 걸 맥박으로도 알 수 있습니다. 치료해야 할지 안 해야 할지는 순환기내과에 가서 검사해 봐야 합니다. 물론 영양제를 끊어 맥박으로 부정맥이 없어지면 가지 않아도 됩니다. 그 제품은 먹지 말거나 먹게 되면 가끔 먹고 맥박을 만져서 불규칙하게 맥박이 뛰면 먹지 않는 게 좋습니다.

4) '종합비타민, 오메가3, 칡차' 먹고서 소변 자주 보는 분

박○○(67세, 남자)

나이로 봐서는 전립선비대증 등이 있을 만한 연령입니다. 그러나 혹시나 해서 물어보았습니다. 영양제나 약 처방 한 달 전부터 받은 게 있는지 물어보니까 '종합비타민, 오메가3, 칡차'를 먹기 시작했다고 합니다. 소변 자주 보는 시기와 비슷한 시기에 먹기 시작하여 원인일 가능성이 크므로 3가지를 끊고 경과를 보자고 했습니다.

3가지를 다 끊고 일주일 후부터 야간에 소변 보는 증상이 없어졌다고 합니다. 원인이 밝혀져서 비뇨기과 진료는 필요 없게 되었습니다.

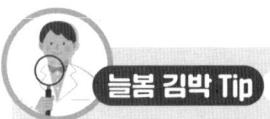
늘봄 김박 Tip

비뇨기과로 바로 갔으면 전립선비대증이나 과민성 방광으로 치료가 시작될 뻔했습니다. 소변을 자주 봐서 병원에 방문했으면 이 연령의 남자분들은 대부분 전립선비대증으로 진단되어 전립선비대증 약을 장기 복용하게 됩니다. 초음파 하면 거의 이 연령에는 전립선비대증으로 나올 가능성이 큽니다. 전립선비대증이나 과민성 방광 환자로 약을 먹게 됩니다.

우리 인체는 자기방어 시스템이 있어서 내 몸에 음식이 맞지 않으면 증상을 보입니다.

많이 맞지 않을 때는 설사, 구토 등으로 음식을 배출시켜서 몸을 보호하는 반응을 보입니다. 소량이거나 조금 안 맞을 때는 소변을 자주

> 누어서 배출하려고 하든지, 자주 먹지 못하게 속이 더부룩하게 한다든지 몸에서 뭔가 자체 방어시스템을 가동합니다. 음식이든, 건강기능식품이든, 영양제든 먹고 안 맞는 증상을 보이면 잠시 끊는 게 좋습니다. 1~2주 후 다시 먹어서 같은 안 맞는 증세가 나타나면 맞지 않는 것이므로 먹지 않는 게 좋습니다.

5) 햇볕 쏘이고 비타민D 생성도 개인 차이를 보임

김○○(63세, 남자)

실외에서 근무하는 시간이 많아서 팔, 얼굴 등이 검게 타있지만 혈액검사상 비타민D가 부족합니다. 혈액검사상 25-OH 비타민D 수치가 18.30ng/㎖(정상30.01-100ng/㎖)로 부족으로 나오는데 팔은 실외에 자주 근무하는 까닭에 검습니다만 햇볕을 자주 쏘이는데도 비타민D가 잘 만들어지지 않아 혈액검사상 결핍으로 나옵니다.

얼굴, 팔만으로는 부족하든지 햇빛으로 비타민D 생기는 것도 개인 차이가 있는가 봅니다.

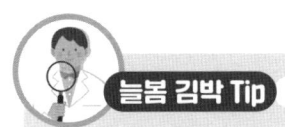
늘봄 김박 Tip

　모든 사람이 음식이나 약의 효과가 똑같지 않습니다. 인간은 유전적으로 다르고 생화적으로 다릅니다. 우리 몸은 스스로 치유하는 능력이 있고, 노화 질환을 예방하는 능력도 있습니다.

　가공식품은 줄여야 병을 고칠 수 있습니다.

　병원에서 권장하는 정기건강검진이나 암 조기검진은 꼬박꼬박 잘 받는 사람이 평소 생활습관이나 식습관은 건강과 동떨어져 있습니다. 어떤 사람은 건강프로그램에서 좋다면 늘 이용하고 건강에 좋다는 건강기능식품은 여러 가지 먹는 분도 많습니다. 나에게 맞는 제품일 때는 많은 효과가 있지만 안 맞는 경우는 부작용이 생길 수 있습니다.

　음식도 맛있고 별로 씹지 않아도 되고 달고 고소하고 짠 음식을 자주 먹습니다. 진정한 보험은 골고루 음식을 섭취하고 더 나아가 나에게 맞는 음식은 자주 먹고 맞지 않는 식품은 가끔 먹고 인스턴트 식품은 이따금 먹고 좋은 식품도 가능하면 유기농 식품을 먹는 게 정기검진보다 더 중요한 것입니다.

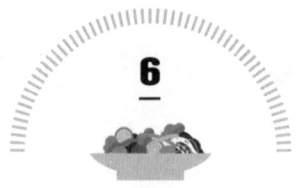

약물

 약은 양날의 칼처럼 유용성은 많지만 부작용의 위험성을 가지고 있습니다. 그러나 대부분 약을 먹게 됩니다.
 약의 가장 흔한 부작용은 소화장애나 위염, 위궤양, 빈혈, 백혈구 감소, 간 기능, 신장기능 손상, 졸림, 변비, 입마름증 등 있습니다. 진찰받을 때 먹는 약, 건강기능식품, 비타민 등도 모두 알려줘야 중복처방을 줄일 수 있고 약물들끼리의 간섭현상도 방지해 부작용을 줄일 수 있습니다.
 기침하면 기침약, 콧물 나면 콧물약, 배 아프면 배 안 아프게 하는 약, 설사하면 설사 멈추는 약, 당이 높으면 당 낮추는 당뇨약, 혈압이 높으면 혈압 낮추는 고혈압약, 고지혈이면 고지혈약을 먹습니다. 약을 먹지 않으면 다시 원래의 상태로 변하기 때문에 실제로 병이 낫는 게 아니라 증상을 완화시켜 주고 합병증 생기는 것을 막아 줍니다.

또 다른 문제는 대증요법에 쓰이는 약이 본인에게 잘 맞지 않을 때는 증상이 없어지지 않고 더 심해질 수 있습니다. 기침 증상이 안 좋아지면 가슴 엑스레이를 촬영해 보나 별 이상소견을 보이지 않습니다. 배 아픈 증상이 좋아지질 않아 내시경을 해보지만 별 이상소견을 보이지 않습니다. 이럴 때는 내가 복용하는 약이 나에게 맞지 않아서일 수 있습니다.

대부분 약을 먹어도 잘 좋아지지 않으면 병이 심하거나, 몸의 저항력이 약해도 병이 잘 낫지 않을 수 있지만 약도 사람마다 효과가 다르다는 것을 아직은 의사나 환자들은 깊이 생각하지 않습니다. 자세히 진찰하고 나에게 적절한 약을 교수님이 처방한 약이고 전문가이시니까 나에게 딱 맞는 약을 처방했으리라 생각되니까요. 대부분의 환자는 좋아지지만 일부 환자는 표준 처방약이 그분에게 맞지 않아서 잘 낫지 않을 수 있습니다. 아직은 이런 개념이 공인되지 않습니다. 앞으로 미래에는 유전체검사 등으로 환자마다 맞는 약을 골라 처방하는 시대가 열릴 것으로 봅니다.

같은 증세에도 약의 종류가 많아서 의사마다 처방약이 다릅니다. '저번 위장병으로 위장병이 잘 좋아졌던 병원이니까 기침약도 잘 듣겠지'라고 생각하고 그 병원에 방문하게 됩니다. 기침이 줄지 않는데도 같은 병원에서 똑같은 약을 오래 먹는 것을 많이 볼 수 있습니다. 그 병원 표준 위장약은 본인에게 잘 듣는 위장약이지만 그 병원서 사용하는 표준 기침약은 본인에겐 잘 듣지 않는 약일 수 있다는 생각은 의사나 환자가 별로 생각하지 않습니다. 그 병원 기침 표준약이 그 병원에 오는 많은 사람들에게는 잘 듣지만, 일부 사람들은 잘 안 듣는다는 생각을 아직은 하지 못합니다. "의사 선생님이 친절히 세밀하게 진찰하고 거기에 합당한 잘 듣는 약으로 처방했겠지." 라고 믿어버리면서 말입니다. 아무리 유명한 교수님이 처방한 약이라도 나에게 잘 안 맞는 약 성분이라면 별로 도움이 되지 않거나 부작용이 생깁니다.

심지어 같은 성분의 혈압약도 제약회사가 달라지면 잘 들을 수도 있고 잘 안 들을 수도 있습니다. 대부분 의사나 약사들은 같은 성분이면 다 똑같다고 생각하는데 일부 사람은 잘 맞는 제약회사 약이 있습니다.

1) 같은 성분 약이어도 회사에 따라 효과, 부작용이 차이가 납니다

2018년 7월에 중국산 발사르탄 함유 고혈압 치료약 국내 제품들 104개 제품이 발암성 문제로 판매중지 된 것을 신문, TV에 보도된 것을 보신 것 같이 같은 성분이라도 회사마다 다를 수 있습니다. 퇴출되지 않은 다른 발사르탄제품들은 현재도 100가지 이상 유통되고 있습니다.

이○○(68세, 남자)

심장 질환으로 심장혈관에 스텐트 1개 시술하고 약을 복용 중인데 속 쓰림 등 위장증상을 호소하고 위장약을 추가로 처방받아 먹고 있지만 불편해서 상담하러 내원했습니다. 보○제약 아스트○○ 복용 중이었는데 오링테스트 결과 맞지 않아서 주변 약국에 있는 제품인 유○양행 아스피린 100㎎은 안 맞고, 바이○약품 아스피린 프로○○가 맞아서 처방해 주었습니다. 한 달 후 다시 처방받으러 와서 속 쓰림이 거의 아스피린 먹기 전 상태로 돌아갔다고 두 달 분을 추가로 처방받아 갔습니다(현재 국내 동일성분, 용량 아스피린 100㎎ 제품이 50여 가지 유통 중입니다).

늘봄 김박 Tip

약은 약 성분이 같고 용량이 같으면 똑같은 효과와 부작용이 있다고 대부분 의사나 약사나 일반인들은 알고 있습니다. 2018년에는 고혈압약 발사르탄제품이 신문, 방송에서 퇴출약이 크게 보도된 후 조금씩 다름을 이해하기 시작하는 걸 의사들 모임에서 얘기하면 약간 이해하는 듯합니다. 병·의원 프로그램에는 한두 제품 퇴출되는 게 알림을 통해 가끔 볼 수 있습니다. 그래서 그 제품 쓰는 병원은 현재 유통되고 있는 다른 회사 같은 성분 약을 교체해 주어야 합니다. 프로그램에서 막아버려서 퇴출약을 쓰지 못하게 합니다.

고혈압약 발사르탄제품은 현재도 100가지 이상 유통되고 처방되고 있습니다.

감기약은 증상 따른 대증요법으로 증상 완화해 주면 몸의 면역력으로 병이 좋아집니다. 배탈 났을 때도 증상을 완화하는 대증요법 약과 식이요법으로 치료합니다. 당뇨약은 혈당을 관리하는 약이고, 고혈압약도 혈압을 관리하는 약입니다. 고지혈증약도 고지혈을 고치는 약이 아니라 고지혈 수치를 관리하는 약입니다.

간혹 약 부작용으로 오는 증상을 하나의 질병으로 생각하여 약이 계속 추가됨을 볼 수 있습니다. 연세가 좀 있으신 어르신분들은 대개 10가지 이상의 약을 복용하는 경우가 많습니다. 어떤 약은 다른 약의 부작용을 생긴 걸 병이 추가된 걸로 진단되어 약이 추가되는 걸 볼 수 있습니다.

몸에 불편한 증상이 나타나면 약으로 모든 걸 해결하는 생각도 바꾸면 좋습니다. 감염성 질환 이외의 질병들은 나쁜 식이요법 등 생활습관으로 병이 생기는 경우가 많습니다.

병원 처방약으로 인해 결핍되는 영양소

처방약		부족해지는 영양소
고혈압약	라식스, 티아자이드 등 이뇨제 계열 약	칼슘, 마그네슘, 아연, 칼륨, 코엔자임 Q10, 인
당뇨약	비구아나이드	코엔자임 Q10, 비타민E
심장약	디곡신, 니트로글리세린	칼슘, 마그네슘, 인
위장약	타가메트, 라니티딘	비타민B12, 엽산, 비타민D
콜레스테롤약	로바스타틴	코엔자임 Q10, 오메가3
통풍약	콜키신	베타카로틴, 비타민B12, 칼슘, 칼륨, 인
결핵약	이소니아지드	비타민B3, B6, D
폐경기 처방약	프레마린	비타민B6, 마그네슘, 엽산
항염진통제	아스피린	비타민C, 엽산, 철분, 칼륨
	이부프로펜	엽산
항염증약	카르바마제핀	비오틴, 엽산, 비타민D
	프레드니솔론	비타민A, C, D, B12, 엽산, 아연, 칼슘, 칼륨, 마그네슘, 셀레늄
	나프록센	엽산

약 복용 시 주의점

① 충분한 물과 함께 복용합니다.

— 콜라, 사이다, 스포츠음료, 주스, 커피, 우유는 피합니다.

② 의사의 지시대로 복용합니다.

③ 약을 마음대로 끊거나 띄엄띄엄 먹지 않습니다.

④ 내가 먹는 약의 이름과 용량을 기억합니다.

⑤ 다른 약이나 건강기능식품을 먹기 시작할 때는 의사나 약사와 상담합니다.

- 약에 따라 같이 먹으면 안 되는 식품, 건강기능식품, 비타민, 다른 질환약도 있습니다. 가능하면 2~3시간 간격을 띄워서 복용합니다.

2) 나에게 맞는 약, 맞는 영양제라도 동시에 복용 시 부작용이 발생합니다

김ㅇㅇ(50세, 여자)은 고혈압으로 병원에서 개인별 맞춤 처방 고혈압약으로 약 복용 중이고, 영양제 원해서 셀레늄, 징크, 비타민B, C, E 등이 들어있는 영양제를 골라주었습니다. 어느 날 전화가 왔는데 출근하기 바빠서 고혈압약과 영양제를 동시에 먹었는데 어지럽다고 합니다. 혈압 재보시고 경과 관찰해서 이상하면 직장 부근 병원에 방문하시라고 했습니다. 별문제 없으시면 본 병원 방문 때 고혈압약과 영양제를 가지고 오라고 했습니다. 가끔 고혈압약을 다른 회사 동일성분으로 약국에서 대체 조제하는 경우 다른 회사 제품이 안 맞는 사람도 가끔 있어 확인도 하고 영양제와 동시에 먹을 때 부작용이 있을지 테스트하기 위해서입니다. 가져온 약을 확인해 보니까 병원서 테스트해서 골라준 회사의 고혈압약이 맞았습니다. 혹시 내성이 생겼는지 혈압약과 영양제 테스트를 각각 하니까 각각 맞는 걸로 나왔습니다. 그런데 혈압약과 영양제를 동시에 손에 올려놓으니까 안 맞는 걸로 나왔습니다. 즉 동시 복용하지 말고 2~3시간 이상 간격을 두고 따로 먹는 게 좋습니다.

3) 빈혈 치료도 나에게 잘 맞는 철분제가 있나요?

조○○(25세, 여자)

중·고등학교 때 검사하면 거의 빈혈이 나왔으나 빈혈약을 먹어도 빈혈 치료가 되지 않았다고 합니다. 10월 30일 내원해서 헤모글로빈(Hb)검사에서 빈혈 수치가 헤모글로빈(Hb) 수치가 8.0g/dL(여자 정상: 12.0.0-16.0g/dL 이상)로 빈혈이 심했습니다.

그 당시 구할 수 있던 4가지 철분제 제품을 테스트한 결과,

훼○○○(맞음), 훼마○○○(맞음)

훼로○○○(안 맞음), 볼○○(안 맞음)

본인에게 맞는 철분제인 훼○○○를 처방했습니다.

5개월 후 Hb13.2g/dL로 정상(Hb12.0g-16.0/dL 이상)상태로 치료가 되었습니다.

날짜	10월 30일	11월 29일	12월 26일	4월 2일
헤모글로블린 (g/dL)	8.0	8.5	11.8	13.2

늘봄 김박 Tip

　대부분의 사람들은 철분제 종류와 상관없이 복용하면 빈혈이 좋아집니다. 가끔 어떤 제품에 안 맞는 경우도 있습니다. 혹시 빈혈이 교정이 안 되면 다른 회사 철분제를 먹어보는 것도 한 방법이 됩니다. 숫자가 나오는 질환이니까 먹고 빈혈 검사를 해보면 치료가 되는 약인지 아닌지를 쉽게 알 수 있게 됩니다.

4) 고혈압약도 부작용이 있나요?

김○○(64세, 여자)

　허리 통증으로 치료하러 오시는 분 중에 고혈압약 복용 중인 분입니다.

　환자: "TV에 의사선생님이 나와서 설명하는데 고혈압약도 부작용이 있다면서요?"

　의사: "모든 약은 심하거나 약하거나 부작용이 있습니다. 어떠신지요?"

　환자: "다리가 부어요."

　의사: "혈압 측정하니까 정상으로 나옵니다."

　의사: "다음에 오실 때 먹고 있는 혈압약을 가져와 보세요."

나중에 가져온 고혈압약(암로디핀 제제인 암로○○)을 테스트해 보니까 그분에게 안 맞는 걸로 나와서 맞는 다른 약(로사르탄 제제인 코○)으로 바꾸어 처방해 주었습니다. 약을 교체하고 며칠 안 되어 다리 부종이 없어졌다고 합니다.

이○○(75세, 여자)

어깨, 허리, 무릎 통증 치료환자인데 숨찬 증상이 있다고 해서 병력 청취하다 보니까 고혈압약 먹은 이후부터라고 해서 혈압약을 오링테스트 해서 기존에 먹던 혈압약(암로디핀 제제)이 맞지 않아 펠로디핀성분 약으로 교체한 후 숨찬 게 덜하다고 합니다.

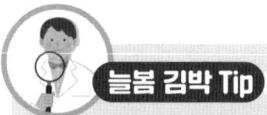
늘봄 김박 Tip

장기적으로 먹는 약이 있다면 참고적으로 약 설명서를 읽어보는 게 좋습니다. 병원이나 약국에서는 흔하게 발생할 수 있는 부작용만 설명합니다. 흔하지 않게 생기는 부작용은 그 종류도 많아서 설명해 줄 수 없습니다. 같이 먹으면 안 될 영양제, 음식 등은 흔하지 않아서 설명해 주지 않습니다.

어떤 음식이든, 건강식품이든, 약이든 먹기 시작하고 어떤 증상이 나타나면 먹기 시작한 것들 중에서 원인일 가능성이 크므로 잘 메모해서 담당 의사선생님과 상의하는 게 좋습니다.

5) 고혈압약을 교체 후 통증을 소실할 수 있나요?

가능합니다.

고혈압약의 부작용으로 허리 통증, 관절염, 근육 통증이 올 수 있습니다.

이○○(29세, 남자)

다리, 등 통증으로 통증 치료 중인 환자로 자주 통증 치료하러 와서 비교적 젊은 나이어서 약 복용 가능성이 작지만 혹 약 먹는 것이 있는지 물어보니까 고혈압약을 먹기 시작했다고 해서 혈압을 측정하니 정상으로 나왔지만 약으로 통증이 더 심해질 수 있으니 고혈압약이 원인인지 알아보자고 약을 가져오라고 해서 오링테스트 하니까 현재 먹는 고혈압약(암로디핀 제제)이 맞지 않아 테스트상 맞는 고혈압약(로사르탄 제제)으로 변경 처방했습니다. 약을 먹기 시작한 후 통증이 많이 줄어들어 그 이후에는 고혈압약만 처방받으러 오고 있습니다.

이○○(68세, 남자)

어깨 통증과 무릎 통증으로 치료받으러 오는 환자인데 고혈압약을 3가지 성분을 먹고 있어서 고혈압약을 1가지 먹도록 해보자고 했습니다. 세 종류 중에서 안 맞아서 통증 질환이 심해질 수 있기 때문입니다.

계속 먹던 약은 암로디핀 성분 고혈압약과 발사르탄 성분 혈압약이 들어있는 복합제와 다른 약은 다이크로○ 한 알로 복용하고 있었습니다. 두 알 다 맞지 않아 오링테스트상 맞는 펠로디핀성분 혈압약으로 한 알만 처방했습니다.

두 달 후 통증 치료하러 와서, "나 이제 주먹을 꽉 쥘 수 있어요. 전에는 다섯 손가락 둘째 관절들이 부어서 주먹을 꽉 쥘 수 없었거든요?" 했습니다.

약 부작용으로 생긴 관절염은 약을 교체하면 없어집니다. 더 신기한 것은 고혈압 세 종류 먹다가 1가지만 먹는데도 혈압이 잘 조절되면서 손가락 관절염도 없어졌습니다.

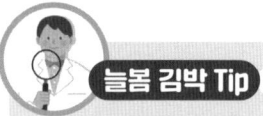

늘봄 김박 Tip

고혈압약 3가지 성분 약을 먹다가 고혈압약 1가지 성분으로 교체 후 관절염이 없어졌습니다. 물론 혈압도 120/80 전후로 좋아졌습니다. 안 맞는 약 3가지보다 맞는 1가지 약이 부작용도 줄고 효과도 좋습니다. 약 부작용 설명서를 읽어보면 여러 가지 부작용 중 관절염이 올 수 있다고 적혀있습니다.

6) 가벼운 찰과상 시 어떤 외용 항균제 연고가 좋은가요?

여기에도 개인마다 차이가 있습니다.

"상처 연고엔 J 회사의 A 연고가 좋다더라."가 아닙니다.

실제로 맞는 연고를 바르면 상처 진물이 금방 없어져서 잘 아물지만 안 맞는 것을 쓸 때는 진물이 계속 나옵니다. 쓰다가 상처 낫는 속도가 더딜 때 연고를 바꾸면 금방 좋아지는 걸 볼 수 있습니다. 한동안은 또 상처가 생겼을 때는 그 연고가 그 사람에게는 잘 듣습니다. 이것도 형제마다 맞는 연고가 다를 수 있습니다. 다음 상처 날 때는 형은 또다시 A 연고, 동생은 B 연고가 역시나 잘 듣습니다.

후시딘 연고, 마데카솔 케어 연고, 무피로신 연고 등이 있는데 사람마다 잘 듣는 연고가 있어 상처 회복에 조금 차이가 납니다. 이것도 오링테스트로 쉽게 고를 수 있습니다. 나한테 잘 맞는 연고는 기억해 놓으면 좋습니다. 다음에도 그 연고가 일반적으로 잘 듣습니다.

7) 알코올성 간염은 약 안 먹어도 간 수치가 정상으로 돌아오나요?

개인 차이가 있으나 간장약을 먹지 않고 술만 끊어도 정상으로 돌아오는 경우가 많습니다. 원인이 제거되었으니까요.

한○○(69세 남)

피곤하다 하고 막걸리를 자주 마셔서 혈액검사를 했습니다.

간 수치가 많이 상승했습니다. 특히 간 수치 중 AST가 많이 상승했습니다. 간장약 처방 가능한 간 수치지만 간장약 없이 3주 술 끊고 검사해 보자고 했습니다. 알코올성 간염 진단 겸 치료가 되게 말입니다.

3주 후 대부분 정상이 되었습니다.

	날짜	2017.11.11	2017.12.5	정상
간 수치	AST(U/L)	529	34	40 이하
	ALT(U/L)	157	28	40 이하
	r-GTP(U/L)	161	64	42 이하

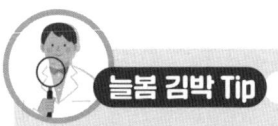
늘봄 김박 Tip

간장약도 먹고 술도 계속 마실 것 같아 술을 안 마시면 약 없이도 정상이 된다는 걸 보여주기 위해 술을 3주 동안 먹지 못하게 하고 검사를 시행하였습니다. 예측대로 진단이 알코올성 간염으로 확인되고 간 수치도 정상으로 돌아왔습니다.

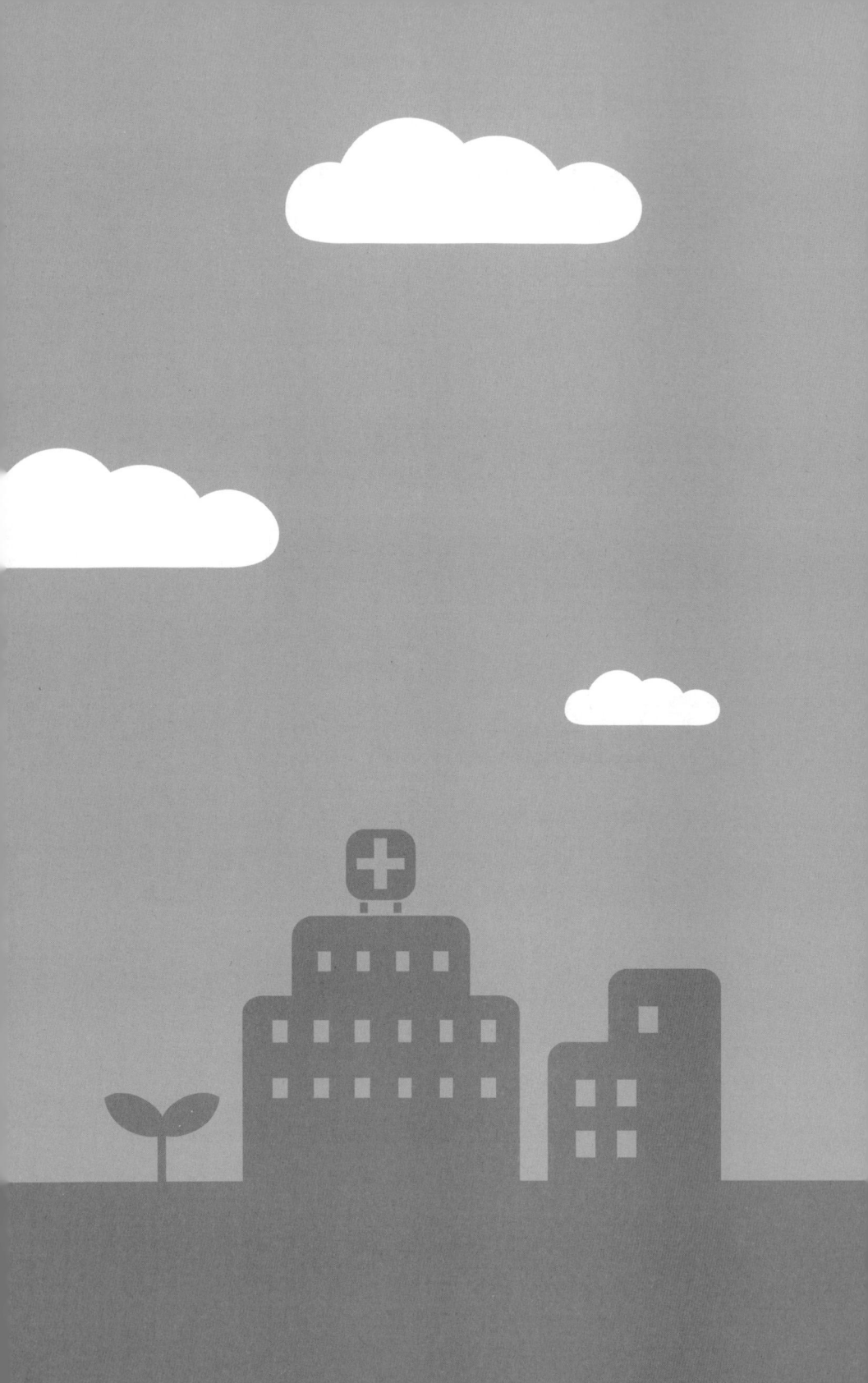

각론

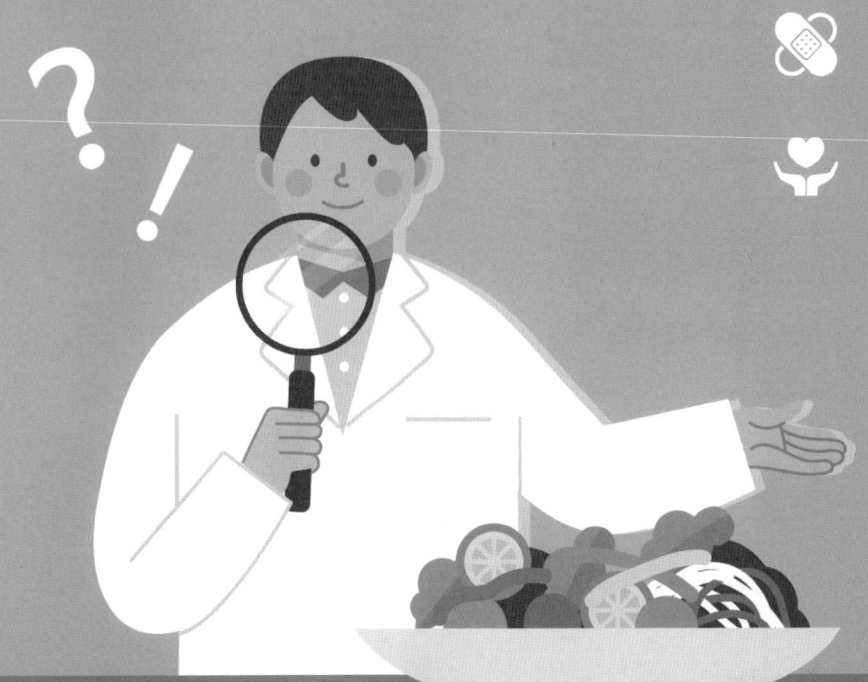

1

감기

　감기는 바이러스에 의해 상부 호흡기계의 감염으로 생기는 증상입니다. 감기를 일으키는 바이러스는 200여 개 이상이 있습니다. 성인은 일 년에 2~4회, 소아는 6~10회 정도 감기에 걸립니다.

　감기 환자의 재채기나 기침을 통해 외부로 분비물이 나오게 되면 그 속에 있는 감기 바이러스가 공기 중에 존재하다가 건강한 사람의 입이나 코에 들어와 전파됩니다. 따라서 감기 환자와 가까이 있거나 사람이 많은 곳에 감기 환자가 있으면 감기 바이러스가 잘 전파됩니다. 일교차가 심한 가을과 겨울에 감기에 더 잘 걸립니다. 감기는 감기 바이러스에 노출된 지 1~3일 후에 증상이 나타납니다. 콧물, 코막힘, 목 아픔, 기침과 근육통이 흔하게 나타납니다.

감기에 특별한 치료법은 없습니다. 증상 완화를 위해 기침약(진해제=기침 덜하게 하는 약), 가래약(거담제=가래 줄이는 약), 콧물약(항히스타민제=콧물, 알러지약), 열, 몸살약(해열진통제)이 사용됩니다.

1) 감기 원인 바이러스에 따라 약이 달라지지는 않습니다

리노바이러스, 엔테로바이러스, 에코바이러스, 아데노바이러스 등 종류에 상관없이 약은 증상 완화목적으로 처방되므로 바이러스별로 약을 구별하여 처방하는 게 아니고 증상별로 약을 처방하므로 병원에 갔을 때는 "요즘 유행한다는 ○○○바이러스 감염으로 치료해 주세요." 하시지 말고 "기침 심하고 맑은 코 나오고 목이 아픈데요."라고 증상을 자세히 이야기하는 게 좋습니다.

물론 독감 같은 경우는 독감 검사를 해서 양성이 나오면 독감 치료 항바이러스제가 있으므로 증상 치료약과 독감 바이러스 치료제가 추가 투여되지만 다른 감기 바이러스는 아직 바이러스약이 개발되어 있지 않습니다.

합병증으로 급성 중이염, 부비동염(축농증), 폐렴 등이 동반될 수 있습니다. 항생제는 중이염, 폐렴, 부비동염 등이 세균성으로 증명된 경우에만 사용하도록 합니다. 감기는 보통 1~2주가 지나면 증상이 호전됩니다.

다음 증상을 보일 때는 빨리 병원에 가서 진찰을 받아봅니다

- 10일 이상 지나도 증상이 호전되지 않거나 오히려 악화하는 경우
- 39도 이상의 발열
- 식은땀과 오한이 동반되는 경우
- 심한 피로감
- 배가 아프거나 토하는 경우
- 귀의 통증
- 심한 두통
- 호흡 곤란
- 지속적인 기침

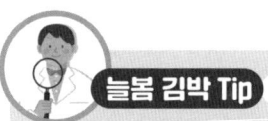 늘봄 김박 Tip

감기바이러스가 200종 이상이므로 병원에서 순서 대기하다 옆자리 감기 환자의 다른 감기 바이러스에 감염되어 본인 감기가 좋아지고 연이어 옮은 감기로 감기 증상이 오래 지속될 수 있습니다. 감기가 독해서 오래가는 게 아니라 먼저 감기바이러스가 없어지고 또 다른 감기바이러스의 증상 때문입니다. 물론 심해져서일 때도 있습니다.

감기에 걸려서 병원 갈 때는 마스크를 꼭 착용하여 내 감기가 다른 사람에게 옮지 않게 하고 다른 사람의 감기도 나에게 옮지 않게 합니다.

2) 감기 때 병원에서 청진기로 청진하면 기침하는 횟수가 줄어졌다는 걸 알 수 있을까?

정확히 알 수 없습니다.

감기 때 청진하여 알 수 있는 것은 기관지염인지, 폐렴인지, 천식인지 감별할 수 있고 청진으로 기침이 줄어든 것은 알 수 없습니다. 일부 환자는 "기침 덜 해요?"라고 물으면 답을 안 하시는 분이 있습니다. '청진기로 진찰하여 결과 상태 보고 딱 맞는 약을 처방해 주면 되지, 왜 나한테 물어보는 거야'라는 분도 계십니다. 그러면 의사는 그냥 앞에 표준 처방했던 약으로 처방해 주고 말지요.

'기침이 별 차도가 없어요'라고 하면 청진하여 기관지염, 폐렴 등의 증상이 없으면 기침약을 다른 성분 약으로 바꿔줍니다. 대개는 약을 바꾸면 약 먹는 기간이 줄어듭니다.

3) 폐렴으로 자주 병원에 입원한 환자도 개인별 맞춤 맞는 약으로 바꾸면 폐렴이 덜 오나요?

개인 차이가 있긴 하지만 대체적으로 맞는 약으로 먹고 사람 모이는 데에는 가능한 가지 않도록 합니다.

폐렴으로 세 번 입원한 병력이 있는 초등학생이 본 병원을 방문해서 다니던 병원 약을 전부 다른 계통의 기침, 가래 콧물약으로 바꾸고 보조적으로 비타민D 시럽, 유산균을 추가 복용한 결과 수일 내로 좋아졌습니다. 그 이후 몇 년 지났지만 폐렴으로 입원하지 않았습니다.

나에게 맞는 약과 잘 안 맞는 약은 차이가 있습니다. 면역력에 도움되는 영양제 복용도 도움이 됩니다.

4) 기침약도 제형(시럽제, 알약)에 따라 효과가 다를 수 있습니다

가끔 다른 효과를 나타내는 사람이 있습니다.

78세 남자 환자가 기침, 가래로 코푸정으로 치료했는데 감기가 안 좋아져 외부에서 물 없이 약 먹기 좋게 코푸시럽으로 바꾼 후 기침 가래가 금방 좋아졌다고 합니다.

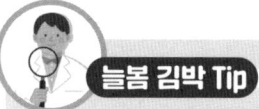 늘봄 김박 Tip

코푸시럽과 코푸정은 성분이 4가지 중 1가지가 다른데도 사람에 따라 효과가 다름을 알 수 있습니다.

코푸정	코푸시럽
guaifenesin	ammonium chloride
dihydrocodeine tartrate	dihydrocodeine tartrate
chlorpheniramine maleate	chlorpheniramine maleate
methyl ephedrine	methyl ephedrine

코푸정에서 코푸시럽으로 약 성분 1가지만 바뀌었을 뿐인데 좋아졌습니다. 4가지 성분 중에 1가지 성분인 guaifenesin과 ammonium chloride 차이뿐입니다.

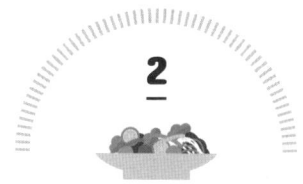

기침

기침은 해로운 물질이나 다양한 이물질이 기도 안으로 들어오는 것을 막아줍니다. 기침은 연기, 먼지, 이물 등 외부물질의 흡입에 의한 기도 자극, 가래나 콧물, 위산 등의 내부 분비물질에 의한 자극으로도 유발될 수 있습니다.

급성 기침은 상기도감염이 가장 흔한 원인이며 급성 기관지염, 급성 폐렴과 같은 하기도감염도 기침을 유발할 수 있습니다.

만성 기침은 천식, 만성 폐쇄성 폐 질환, 폐결핵, 후두암, 폐암, 위·식도 역류증, 다양한 약물복용이 원인이 될 수 있습니다.

다음과 같은 경우에는 병원을 방문하여 진료를 받도록 합니다

- 기침이 3주 이상 지속되고 좋아지지 않을 때
- 기침 시 변색된 가래나 피가 섞여 나올 때
- 흉통, 발열, 오한이 있거나 밤에 땀이 동반될 때
- 숨쉬기 곤란하거나 숨을 쉴 때 소리가 나는 경우
- 일정 계절에 기침이 유발되는 경우
- 장기간 흡연을 하고 있는 경우
- 잦은 폐렴의 병력이 있는 경우
- 식사 섭취에 문제 또는 흡인성 폐렴의 과거력이 있는 경우

 늘봄 김박 Tip

기침

기침은 감기의 한 증상으로 친숙(?)한 증상입니다.

기침이 약을 먹어도 2주 이상 가면 흉부 엑스레이를 촬영하지만 별 이상소견이 없습니다. 그래서 멀리서 사는 분이 지나가는 길에 기침이 많이 나와 우리 병원에 들를 때는 다음과 같이 얘기해 줍니다. 첫 병원서 기침약을 처방받아 5일 이상 먹었는데 기침이 그대로이거나 심해지면 그 병원 처방전을 들고 다른 병원으로 가서 "이 약 먹었는데 전혀 차도가 없다."고 말합니다.

기침약이 다른 성분으로 바뀌면 기침이 줄어듭니다. 기침에 쓰는 약도 여러 가지가 있는데 그중 나에게 잘 맞는 약이 있습니다. 기침약이 달라지면 그 효과에 대해 느끼게 됩니다.

1) 기침약도 개인별 맞춤 치료로 잘 좋아집니다

김○○(83세, 남자)

  2~3개월 시골에서 여러 병원을 다니면서 기침약을 처방받아 먹었으나 기침 증상이 별 차도가 없었습니다. 물론 가슴 엑스레이 검사소견에 이상이 없었습니다.

  아들 집에 오시면서 병원에 들렀습니다. 맞는 약을 골라보자고 오링테스트로 일일이 기침약, 가래약을 골라 맞는 것으로 처방해 주었습니다. 개인별 맞춤 기침약으로 골라 처방한 후 일주일 이내에 기침이 없어졌습니다. 기침약도 자기에게 잘 맞는 약이 있습니다.

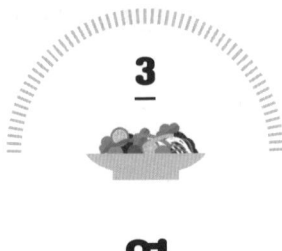

3

열

일반적으로 고막 체온계로 38.0℃ 이상 혹은 액와체온계로 37.5℃ 이상일 때 열이 있다고 합니다. 개인별로 정상체온이 다르기 때문에 개인별 기저치로부터의 변화가 중요합니다. **심각한 감염병이 있더라도 노인, 투석환자, 스테로이드 투여환자 등의 경우 열이 없을 수 있습니다.**

부위별 정상체온 범위(℃)

1. 겨드랑이: 34.7~37.3
2. 고막: 35.8~38.0
3. 구강: 35.5~37.5

4. 항문: 36.6~38.0

연령별 정상체온 범위(℃)

1. 0세~2세: 35.4~38.0

2. 3세~10세: 36.1~37.8

3. 11세~64세: 35.9~37.6

4. 65세 이상: 35.8~37.5

  열의 원인은 대단히 많습니다. 세균이나 바이러스 감염 등에 의한 발열이 있을 수 있으며, 그 외에도 각종 감염성 질환이 열의 원인이 될 수 있습니다.

  열이 있는 경우 혈관 확장이 일어나고 땀 분비가 증가하게 되는데, 이는 중심체온을 낮추기 위한 생체조절 반응입니다. 또한 체온이 상승하면 기초대사율 증가, 심박수 증가, 수분 소실 등이 발생하게 되는데, 체온이 1℃ 상승하면 기초대사율이 10~12%, 산소소모율이 13%, 심박수가 분당 15회, 1일 체표면적당 불감성 수분 소실(insensible water loss)이 300~500㎖씩 증가합니다.

  열은 다양한 원인에 의해 발생할 수 있으므로, 의심되는 원인에 대한 검사가 필요할 수 있습니다. 감염의 가능성을 확인하기 위한 혈액검사 등이 필요할 수 있으며, 국소감염이 의심되는 부위에 대한 조직검사 등도 필요할 수 있습니다. 이외에도 엑스레이 등의 영상검사를 통해 열의 원인 질환을 감별하여야 합니다.

열 자체가 인체에 해로울 경우 특히 어린이의 경우 고열이 있으면 열성경련을 일으킬 수 있습니다. 이런 경우 우선 열을 떨어뜨리는 것이 필요하며, 이와 동시에 발열의 원인을 찾아 해결하는 것이 가장 중요합니다. 열을 떨어뜨리기 위해 해열제를 복용할 수 있으며, 미지근한 물을 수건에 적셔서 몸을 차게 해주는 방법을 사용해 볼 수 있습니다. 싫어하면 하지 않습니다. 열이 있으면 땀이 나서 탈수가 되기 쉽기 때문에 충분히 물을 마시는 것이 좋습니다. 만일 세균 감염에 의해 열이 발생하는 것이라면 항생제를 사용하게 됩니다.

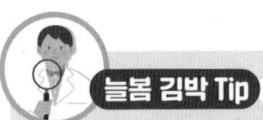
늘봄 김박 Tip

열이 나는 원인이 무엇인가 파악하고 바이러스성 질환인지 세균성 질환인지 등 원인에 따라 근본치료를 하면서 해열제를 사용하여 불편함을 줄여줍니다. 해열제도 아세트아미노펜성분의 약(상품명: 타이레놀 등)이 잘 듣는 사람, 이부프로펜성분의 약(상품명: 부루펜 등)이 잘 듣는 사람, 다른 해열제들에 잘 듣는 사람 등으로 먹어봐서 잘 듣는 걸로 바꾸어 복용합니다. 아세트아미노펜(상품명: 타이레놀 등)이 안 맞는 사람은 열도 잘 안 떨어지고 두통 등의 진통도 잘 안 좋아지며 드물게 간 수치가 올라가는 사람도 있습니다. 병이 심해서 잘 안 내려가는 경우도 있지만 해열제가 잘 안 맞아서 열이 안 떨어지는 경우도 있습니다. 여기서도 개인마다 잘 맞는 해열제 고르기에 들어갑니다. 일단 골라놓으면 내성이 생길 때까지는 그 사람에게는 그 해열제를 사용해야 해열, 진통이 잘 됩니다.

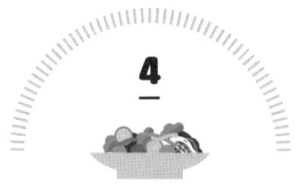

4

중이염

급성 중이염은 어떤 나이에도 발생할 수 있지만 주로 6~24개월에 흔합니다. 중이에 세균이 증식하는 중요한 원인은 이관기능저하입니다.

1) 급성 중이염의 흔한 위험인자

- 젖병 수유(주로 누운 상태에서)
- 상기도염 노출(어린이집, 겨울철)
- 부모의 흡연

- 알레르기
- 구개열
- 고무젖꼭지 사용

　충혈된 고막, 귀통증과 열은 중이 삼출물이 있을 때 가장 흔한 증상과 징후입니다. 합병증이 없는 급성 중이염은 대개 10일 정도 치료합니다.
　삼출성 중이염은 통증, 고열 또는 고막의 홍반 없이 지속적으로 중이에 액체가 고여있는 상태입니다. 증상은 귀 충만감, 파열음, 약한 청력 손실 등입니다.

2) 중이염에 같이 걸렸는데도 형제 사이에도 잘 듣는 항생제가 다를 수 있습니다

　감기 걸려서 형제가 같이 중이염이 왔는데, 한 아이는 표준항생제에 잘 듣지만 다른 아이는 같이 걸려서 균도 같을 것으로 예상되는데 표준항생제에 잘 안 듣고 다른 항생제를 쓰면 좋아집니다.

늘봄 김박 Tip

어린이 중이염은 대개 항생제(아목시실린+클라블란산칼륨)로 치료가 대부분 잘 되나, 잘 안 될 때는 3세대 세팔로스포린계 중에서 그 환자에게 잘 맞는 약을 오링테스트 해서 골라주면 잘 좋아집니다. 성인에서는 중이염이 많지 않지만, 성인에서도 마찬가지입니다.

좀 드물지만 같은 집 어린이 형제가 중이염에 걸렸을 때도 "형제니까 비슷하겠지." 하고 표준항생제를 쓰면 한 아이는 잘 좋아지는데 다른 한 아이는 좋아지지 않습니다. '면역력이 약해서 그렇겠지'라고 생각했지만, 너무 낫지 않았습니다. 잘 좋아지지 않는 아이에게 항생제 몇 가지를 오링테스트로 테스트하면 표준항생제가 잘 안 듣는데 3세대 세팔로스폴린계 중 맞는 걸로 나온 항생제를 처방하면 잘 좋아집니다.

의사들의 일반적인 생각은 형제니까, 세균도 같은 세균이니까 같은 항생제가 듣는 게 일반상식입니다. 그리고 잘 안 낫는 아이는 '아마 면역력이 약해서 잘 안 낫겠지'라고 보통 생각합니다. 그러나 빨리 다른 항생제를 처방해 주는 게 좋습니다. 오링테스트를 할 줄 알면 항생제 선택을 쉽게 할 수 있습니다. 오링테스트도 연습이 많이 필요합니다. 교과서대로 안 되는 경우에는 빨리 다른 항생제 선택이 가능해집니다. 맞는 항생제를 주면 빨리 좋아집니다.

3) 어른인 경우에도 중이염에 걸렸을 때 표준항생제에는 잘 안 듣고 3세대 세팔로스포린계열 중에 잘 듣는 항생제가 있습니다

이○○(70세, 남자)

환자는 귀가 멍하고 소리가 잘 안 들린다고 이비인후과에서 치료를 몇 번 했는데 처음 항생제로 몇 주 치료하다가 나중에는 귀 고막을 통해 주사기로 액을 뽑았다고 했습니다. 이번에도 다시 증상이 생겨 항생제(아목시실린+클라블란산칼륨) 치료하다가 좋아지지 않아서 우리 병원에 왔습니다.

항생제(아목시실린+클라블란산칼륨)는 전에도 잘 안 들었다고 해서 항생제를 바꾸기로 결정했습니다. 먹었던 항생제를 오링테스트 하니까 역시 아목시실린+클라블란산칼륨 제제는 안 맞고 3세대 세팔로스포린계 항생제 중에서는 세프디○○가 맞아서 세프디○○를 2주 쓰고 증상이 좋아져서 치료를 끝냈습니다. 같은 질환이어도 사람마다 잘 맞는 약이 있습니다. 의학 교과서의 권장 약을 쓰다가 잘 듣지 않으면 약을 골라서 약을 바꾸는 게 좋습니다. 어느 질환에나 표준치료에 듣는 사람이 많지만 일부는 잘 듣지 않습니다. 그땐 다른 약으로 빨리 바꾸는 게 좋습니다.

5

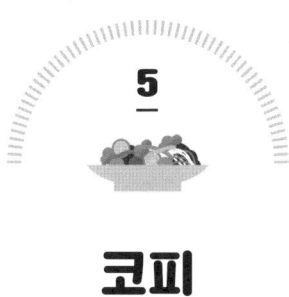

코피

코피는 누구나 일생 동안 한번은 일어나지만, 대부분 자가치료로 해결됩니다. 의학적으로는 전비출혈과 후비출혈이 있는데 전비출혈은 다발성의 경미한 출혈로, 소아나 젊은 성인에서 호발하고 후비출혈은 단발성의 심한 출혈로, 노인에서 흔하며 고혈압이나 동맥경화를 동반하는 경우가 많습니다. 일반적으로 전비출혈은 외상, 염증, 구조적인 원인, 이물이 원인인 경우가 많고, 후비출혈은 고혈압 및 동맥경화증, 혈액질환이 흔합니다.

외상은 콧속을 후비거나 코를 세게 풀거나 비강 및 부비동의 골절 등입니다. 급성비염이나 만성비염 시에도 조그만 자극에도 코피가 납니다.

1) 홍삼 농축액을 먹었는데 코피가 날 수 있나요?

대개는 별문제 없으나 홍삼에 안 맞는 사람은 홍삼을 자주 먹으면 혈압이나 혈당이 올라가는 사람도 있고 드물게 코피가 나는 사람도 있습니다.

홍○○(67세, 남자)

특별한 이유 없이 코피가 자주 터져 이비인후과에 자주 가서 치료했습니다. 이비인후과에서 자주 코피로 치료하러 오니까 혹시 코피가 날 신체적 다른 원인이 있는지 대학병원인 삼성병원에 가서 여러 가지 검사했습니다. 검사결과 코피의 원인이 없었습니다.

4월에 본 병원에 내원했는데 테스트 결과 1월부터 먹기 시작한 홍삼이 원인으로 보이니까 끊도록 지시하였습니다. 병원 방문 이후 홍삼을 먹지 않자 코피가 나지 않았습니다. 그 이후 몇 년이 지났지만, 코피 난 적이 없어 이비인후과에 간 적이 없었습니다.

이분 병원에 왔을 때 혈압이 170/100(병원진찰 시간-09:25)이었는데 집에서는 130/82(측정시간-아침 06:50)이고, 아침에 홍삼을 먹었습니다. 다행히 코피는 나지 않았습니다.

늘봄 김박 Tip

　홍삼은 대부분 먹으면 몸 상태가 좋아져서 많이 복용하지만, 가끔 덜 맞는 사람도 있습니다. 고혈압이나 당뇨병, 고지혈증 등 숫자가 나오는 질환인 분들은 혹시 먹고 수치가 올라간다면, 일주일 정도 끊고 측정해서 평상시로 내려가면 홍삼에 덜 맞는 체질일 수 있으므로 자주 먹지 않도록 합니다. 잘 맞는 사람은 건강에 많이 도움이 될 수도 있습니다.
　몸 상태가 이상하게 변하면 그 무렵 먹기 시작한 음식, 건강기능식품, 영양제, 비타민 등을 원인으로 한번 생각해 봐야 하는데 다른 것은 집에서 개인적으로 끊어봐도 되지만 병원에서 처방해 준 약은 처방해 준 의사와 상담해서 결정해야 안전합니다.

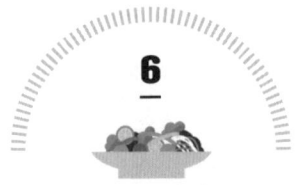

알레르기 비염

알레르기 비염 환자의 절반 이상은 1년에 4개월 정도 증상이 있고 20%는 9개월 이상 증상을 가지고 있습니다. 계절성 비염은 성인의 10~30%, 어린이의 약 40%에서 발생합니다.

재채기는 코의 점막이 자극을 받아 일어나는 경련성 반사작용입니다. 코의 점막은 주위온도가 갑자기 변하거나 화학적, 물리적인 자극이 가해지면 유해한 자극 물질을 강하게 밖으로 내보내려는 작용을 합니다.

재채기를 일으키는 원인은 피부의 차가운 자극, 밝은 빛, 외이도의 자극, 알레르기 항원의 흡입, 정신, 심리적 원인 등입니다.

단순 재채기에 대해서는 특별한 검사는 필요치 않습니다. 다만 알레르기 비염에 동반된 경우에는 원인, 악화 물질이나 상황에 대해 더 자세히 문진하고, 피부 반응검사 등을 해볼 수 있습니다.

치료는 코 또는 코점막을 자극을 피하는 것이 가장 중요합니다. 각종 비염을 앓고 있는 경우에는 비강 점막의 염증 상태를 항히스타민제, 비강 스테로이드 분무제로 치료하면 증상을 호전시킬 수 있습니다.

재채기 자체는 특별한 치료 없이 호전되는 경우가 대부분입니다. 만성 알레르기 비염에 동반된 재채기라면 천식으로 진행될 가능성이 있으므로 꾸준한 치료가 필요합니다.

1) 같은 성분의 비염약인데 차이가 있는 분도 드물게 있습니다

목○○(50세, 여자)

10월 4일, 콧물 재채기로 내원하여 알레르기 비염으로 씨○을 처방해 주었는데, 10월 25일 내원하여 잘 안 들으니까 네오○○○으로 처방해 달라고 했습니다. 내가 처방해 준 씨○은 잘 안 들으니까 전에 다녔던 병원서 먹던 네오○○○으로 처방해 달라고 했습니다. 그 이후 3년 동안 이사 가기 전 늦가을 초겨울에는 알레르기 비염으로 항상 네오○○○을 처방받아 갔습니다.

늘봄 김박 Tip

씨○이나 네오○○은 동일성분(levocetirizine)이고 회사만 다릅니다. 이런 현상(동일성분인데 사람마다 잘 맞는 회사가 있는)의 원인은 알아내기 힘들지만 고혈압약, 당뇨병, 진통제, 해열제 여러 종류의 약에서도 똑같은 성분인데 더 잘 듣는 약이 있습니다.

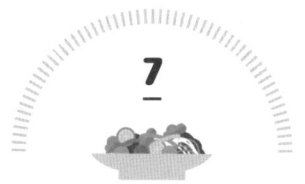

7

아토피 피부염

아토피 가계에서 태어난 아이에게 더 흔히 발생합니다. 가족 중 70~80%가 천식, 결막염, 아토피 피부염 등 아토피 질환을 앓고 있으며 부모 중 한 사람이 아토피 피부염일 경우 자녀는 2~3배 높습니다. 부모 모두인 경우 3~6배 높고 확률은 80%입니다.

1) 아토피 피부염이 심한 2개월 남자 아기의 엄마 식이요법은?

모유는 좋으므로 계속 먹이면서 엄마가 먹는 음식을 조금 절제합니다.

돼지고기, 난류, 우유, 닭고기, 쇠고기, 새우, 고등어, 홍합, 전복, 굴, 조개류, 게, 오징어, 메밀, 밀, 대두, 호두, 땅콩, 복숭아, 토마토 등

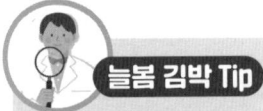

산양유를 주로 먹이고 모유를 가끔 먹이는데 아기가 온몸에 발진이 생겨서 왔는데 아기가 너무 어려서 검사하기 어렵고 치료하기도 애매합니다.

모유를 먹이고 있으므로 엄마가 먹는 음식으로 알레르기가 올 수 있습니다. 엄마 중계로 아기에게 안 맞는 음식을 테스트해 본 결과 돼지고기가 안 맞는 것으로 나타나서 돼지고기를 잠시 먹지 못하게 했습니다. 돼지고기를 당분간 먹지 못하게 하니까 엄마가 "최근 돼지고기를 자주 먹었다."라고 해서 아기 피부 좋아질 때까지 끊으라 했는데 아기의 알레르기가 서서히 없어졌습니다.

아토피 피부염 환자의 관리 수칙

1. 피부는 늘 깨끗하고 촉촉하게 유지하도록 관리한다.
2. 적절한 온도와 습도를 유지한다.
3. 면 소재의 옷을 입고 손톱을 짧게 깎는다.
4. 정확한 진단을 통해 원인물질을 찾아내어 피한다.
5. 모유를 수유하고 이유식을 6개월 이후에 시작한다.
6. 집안에서 애완동물을 기르지 않는 것이 좋다.

7. 전문의의 진료에 따른 약물요법은 환자에게 도움이 된다.

8. 심한 스트레스나 급격한 온도 변화는 아토피 피부염을 악화시킬 수 있으므로 주의해야 한다.

9. 과학적으로 검증되지 않은 치료법은 전문의와 먼저 상담한 뒤 결정해야 한다.

10. 아토피피부염의 올바른 예방으로 소아천식과 알레르기 비염을 예방할 수 있다.

(대한 소아알레르기 호흡기학회 소아아토피피부염연구회 제정)

배 아픔

1) 가스 차고 배 아픔 증상이 있어서 위내시경 결과 가벼운 위염 소견입니다. 약을 먹으나 증상이 별 호전이 없을 때는 어떻게 해야 할까요?

음식은 밀가루 음식이나 고기는 잠시 보류하고, 잡곡밥도 좋아질 때까지 잠시 먹지 않습니다.

쌀밥과 간단한 야채로 합니다. 왜냐하면 밥도 잡곡밥은 현미에 안 맞는 사람, 보리에 안 맞는 사람이 있기 때문입니다. 물론 위장이 좋은 상태에서는 조금 안 맞는 음식을 먹어도 별문제를 일으키지 않지만, 위장상태가 좋지 않을 때는 증세가 좋아지는 걸 방해할 수 있습니다. 그래서 증상이 오래갈 수 있습니다.

또한 위장약이 나에게 안 맞아서 증상이 안 좋아질 수 있으므로 다른 병원에 가서 처방받아 복용해 봅니다. 좋아지다가 다시 재발하면 자주 먹는 음식이나 다른 약(진통제, 고혈압약, 당뇨약)의 부작용일 수 있습니다. 오래 먹던 다른 약도 내 위장상태가 나쁠 때는 위장증상이 좋아지지 않게 방해할 수 있습니다. 다른 약이 본인에게 약간 안 맞을 때는 평상시에는 위장증상을 악화시키지는 않지만, 위염이 다른 원인으로 생겼을 때는 더 심해질 수 있습니다.

드물게 위장약 자체가 본인에게 안 맞아서 위장질환이 만성으로 갈 수 있습니다. 예를 들어 위장약의 하나인 '모사프라이드' 성분의 약 설명서를 보면,

[효능·효과]

기능성 소화불량(만성위염)을 수반하는 소화 기능 이상(가슴 쓰림, 오심, 구토)

[부작용]

소화기계: 복부팽만감, 구강 마비(혀와 입술 포함), 때때로 설사, 묽은 변, 구갈, 복통, 구역, 구토

라고 기록되어 있습니다.

늘봄 김박 Tip

　모사프라이드 성분 약은 가슴 쓰림, 구역, 구토에 먹으면 좋아진다고 했는데 부작용 설명서를 보면 복통, 구역, 구토를 일으킨다고 되어있습니다. 만약 이 약이 안 맞는 사람은 증상이 더 심해지거나 잘 낫지 않습니다.

　아무리 좋은 위장약이라도 나에게 안 맞으면 잘 낫지 않고 오래가니까 심한 병인 줄 알고 내시경을 하게 됩니다. 십중팔구는 정상이거나 가벼운 위염 소견을 보일 겁니다. 이때 약을 바꾸면 빨리 좋아지는 경우가 많습니다. 약은 의사의 영역이므로 다른 병원으로 가서 전 병원에서의 처방전을 보여주고 이 약을 먹어도 잘 안 낫는다고 하면 대개 다른 약 쓰는 관계로 잘 좋아집니다.

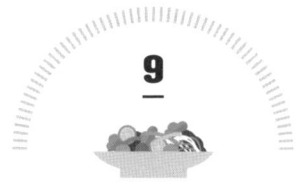

위·식도 역류 질환

위·식도 역류 질환은 위 내용물이 식도로 역류하여 불편한 증상을 유발하거나 이로 인하여 합병증을 유발하는 질환입니다. 가슴 쓰림이 가장 흔한 역류 질환 증상입니다. 가슴 쓰림(heartburn)은 대개 명치끝에서 목구멍 쪽으로 치밀어 오르는 것처럼 흉골 뒤쪽 가슴이 타는 듯한 증상을 말합니다. 일부 위·식도 역류 질환 환자 10%에서는 협심증으로 오인할 정도의 심한 흉통이 나타납니다.

연하곤란, 연하통, 오심 등의 소화기 증상, 만성적인 후두 증상, 인후이물감, 기침, 쉰 목소리, 후두염, 만성 부비동염 등의 이비인후과 질환, 만성기침, 천식과 같은 호흡기계 질환, 충치 등과 같은 매우 비전형적인 증상을 보이는 경우도 있습니다.

치료는 비약물적인 방법으로 식사 후 3시간 동안 눕지 않고, 침대 머리를 올리고, 지방섭취를 줄이며, 금연하고, 알코올, 초콜릿, 커피, 페퍼민트 등의 음식을 피하고, 체중을 줄입니다.

약물치료는 프로톤 펌프 억제제(proton pump inhibitor, PPI)를 투여해 좋아지면 역류 질환으로 잠정 진단할 수 있습니다. 하지만 경고 증상(연하곤란, 구토, 출혈, 빈혈, 체중감소)이 있거나 일차치료에 반응하지 않고 증상이 계속되는 경우에는 내시경 등의 검사를 해보아야 합니다.

위식도 역류질환은 만성적인 질환이며, 치료를 중단하거나 약물의 용량을 감량하면 증상이 재발하는 경우가 많아 지속적인 치료를 필요로 합니다. 위식도 역류질환에 있어서 치료의 목적은 역류로 인해 발생하는 불편한 증상을 효과적으로 없애주며 합병증을 예방하는 것입니다.

위식도 역류질환의 치료제 복용을 참지 못하거나, 위산 억제치료에도 불구하고 역류 증상이 지속될 때, 식도 협착이나 바레트 식도와 같은 합병증을 동반한 경우, 천식 등의 합병증이 있는 경우 등에서 수술적 치료를 고려할 수 있습니다.

위·식도 역류 시 주의사항

- 산성 음식(귤, 토마토), 술, 카페인 음료, 초콜릿, 양파, 마늘, 소금 및 후추를 피할 것
- 과식을 피할 것
- 금주(알코올 등은 하부 괄약근의 압력을 저하시킨다)

- 식후 3~4시간 이내는 눕지 말 것

- 허리 조이는 옷은 입지 말 것

- 식이 지방을 줄일 것

- 침대 머리 부분을 10cm 정도 올려줄 것

- 금연(침 분비감소로 증상 악화시킨다)

- **피할 약**(고혈압약-칼슘채널차단제, 베타항진제, 알파항진제, 질산염, 진정제)

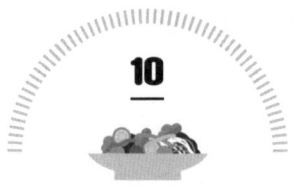

10 위염

보통 속 쓰림이나 소화불량, 심와부 통증 등의 증상을 위염이라 합니다. 내시경에서 증명된 위궤양, 식도염 등이 없이 환자가 불편감을 호소할 때 신경성 위염 혹은 비궤양성 소화불량이라 합니다.

위에 염증을 일으키는 원인은 매우 다양합니다.
일반적으로는 많이 먹거나 급하게 먹는 경우, 또는 특정 음식(특히 매우 매운 음식 등)을 먹었을 때 위장에 염증이 유발될 수 있으며, 헬리코박터 파일로리(헬리코박터균)의 감염에 의해서, 또는 진통제, 소염제, 아스피린 등의 약물에 의해서도 위염이 발생할 수 있습니다. 또한 심한 정신적 스트레스, 흡연, 음주 등도 위염을 일으키는 것으로 알려져 있습니다.

급성 위염은 헬리코박터균에 처음 감염되었을 때, 또는 그 외에 세균, 바이러스, 기생충, 진균 등에 감염되었을 경우 발생할 수 있습니다. 심한 화상을 입거나 뇌를 다친 경우에도 스트레스에 의해 급성 위염이 나타날 수 있으며, 알코올이나 약물에 의해 위장의 염증이 유발되기도 합니다. 주로 복통, 소화불량, 트림, 구토 등의 증상과 관련 있는 위염은 이러한 원인으로 유발되는 급성 위염인 경우가 많습니다.

만성위염은 여러 염증의 원인이 지속적으로 작용할 때 나타나는 증상이며, 이 경우 위장 점막에 파고드는 염증세포의 종류가 급성 위염과 다릅니다. 또한 위장 점막 분비선의 변화를 동반한다는 점 역시 급성 위염과 구별됩니다. 만성위염의 대표적 원인으로는 헬리코박터균 감염, 약물, 흡연, 만성적인 알코올 섭취, 불규칙한 식사 습관에 의한 담즙 역류, 위절제술 등을 들 수 있습니다.

1) 위염의 치료는 원인과 염증의 정도에 따라 다릅니다

위산 억제제, 위장 점막 보호제가 주로 투여되며, 흡연, 음주, 카페인, 자극적인 음식 등은 위염의 증상을 악화시키므로 금하는 것이 좋습니다.

음주, 흡연, 진통 소염제 남용 등은 반드시 교정해야 하며, 고혈압이나 당뇨병의 합병증을 막기 위해 아스피린을 먹는 경우에 위염이 발생하면, 담당 의사와 상의하여 복용하는 약물을 바꾸는 것을 고려해 보아야 합니다.

급성 위염에 대한 치료를 받고 있는 경우에는 산도가 높은 과일주스, 식초, 매운 음식과 같은 자극이 많은 식사를 피하는 것이 좋습니다. 또한 음주와 흡연, 카페인 섭취는 위염에 위한 증상을 악화시키므로 피해야 합니다. 만성위염의 경우에는 소금에 오래 절인 음식, 불에 구워 먹는 생선이나 고기, 신선하지 않은 오래된 음식 등이 위암의 발생률을 높일 수 있으므로 가능하면 피하는 것이 좋고, 신선한 야채, 물에 삶은 고기, 신선하게 보관된 음식을 먹는 것이 좋다고 되어있습니다.

2) 회사 회식 후 배탈이 나서 일주일 치료로 급성으로 콩팥, 간, 고지혈증이 생길 수 있나요?

직장 회식 후 배탈이 나서 위장약을 일주일 먹고 좋아지지 않아 그 병원에서 혈액검사상 콩팥 등이 나빠서 대학병원으로 진료의뢰서가 발행된 환자입니다. 목요일에 진료의뢰서가 발행되어서 금요일 본 병원에 와서 종합영양제 정맥주사와 위장약 교체 후 4일 만에 혈액검사 전부 정상이 된 환자를 소개합니다.

김○○(52세, 남자)

식사 시 먹은 것은 두부정식 집에서 익힌 새우를 곁들인 밑반찬을 먹고 초기증상이 배 아프고, 설사, 구토, 몸살 증상으로 동네병원에서 수액주사 등 일주일 치료했으나 효과가 없어서 수요일에 혈액검사를 시행했습니다. 목요일에 검사결과 나왔는데 콩팥, 간, 고지혈증 수치가 높았습니다.

본인 거주지와 가까운 대학병원인 분당 서울대병원 진료의뢰서를 받은 환자입니다. 본 병원에 금요일 내원해서 전 병원서 먹던 약이 테스트상 전부 안 맞아서(펜미○, 가스○○, 티로○) 다른 위장약으로 교체(알마○, 이지○, 스티○)하고 고용량 비타민C와 환자 몸에 맞는 여러 가지 영양제들을 골라 수액제에 혼합 정맥주사 해주었습니다.

월요일에 내원했는데 거의 좋아져서 오후에 회사에 출근한다고 넥타이하고 병원을 방문했습니다. 좋아졌지만 종합영양제 주사 맞으면서 상태가 너무 좋아져서 참고삼아 혈액검사를 시행했습니다. 다음 날 혈액검사결과가 나왔는데 콩팥검사, 고지혈검사, 간 기능 검사 전부 정상수치로 돌아와 며칠 약 더 먹고 진료 완료했습니다.

검사 날짜		2월 26일	3월 2일	정상치
간 기능검사	AST(U/L)	44	24	〈40
	ALT(U/L)	20	23	〈40
콩팥검사	BUN(mg/dl)	26.4	14	8-22
	Creatinine(mg/dl)	2.47	0.85	0.70-1.30
고지혈증 검사	총콜레스테롤(mg/dl)	250	154	〈200
	LDL 콜레스테롤(mg/dl)	177	102	〈100
	중성지방(mg/dl)	152	144	〈150

보기 힘든 증례입니다.

단지 흔히 쓰는 위장약을 일주일 먹었을 뿐인데 콩팥, 고지혈, 간 수치가 나빠졌다가 3~4일 만에 맞는 약과 맞는 영양제를 골라 수액 혼합해 주사를 맞고서 완전히 좋아졌습니다. 인체란 정말 신비하고 대단합니다. 드문 임상 경험을 하게 해준 환자에게 감사드립니다.

배 가스 차고 더부룩한 증세의 10년 넘은 만성위염 때문에 우리 병원에 온 환자 이야기입니다.

S대 의대 병원서 심장약, 고혈압약, 당뇨약, 고지혈증약 등 복용중인 환자입니다. 이 환자 진찰결과는 당뇨약 중 하나가 안 맞아서 그 당뇨약만 다른 약으로 교체 후 위염이 많이 호전되었습니다. 이 환자가 먹는 당뇨약 중에는 메트폴민이 함유된 복합 당뇨약 때문입니다. 부작용 확률은 설명서상 이 약 복용인 중 4%에서 위장장애를 일으킨다고 적혀있습니다. 기존의 위장약도 이 환자에게 맞지 않아서 맞는 위장약으로 바꾸어 처방했습니다. 메트폴민과 이 환자에게 맞지 않은 위장약을 교체 후 위장증세가 좋아져서 이 환자는 이제 위장약을 자주 먹지 않게 됐습니다. 가스가 별로 차지 않아 배 둘레가 많이 줄었습니다. 바지도 헐렁해졌습니다. 당뇨약과 위장약을 본인에게 잘 맞는 걸로 처방받은 결과입니다.

11 설사

설사는 소아와 성인에게 모두에게 흔한 증상입니다. 설사는 변이 물기가 많은 상태로 배설되는 것으로 배변의 횟수가 하루 3회 이상입니다. 설사의 원인으로는 감염, 약물, 음식, 수술, 염증성, 심인성 등이 있습니다.

설사를 시작한 시점, 설사 기간, 악화시키거나 호전시키는 인자(특히 음식), 변실금 유무, 고열, 체중감소, 복통 또는 여행, 약물 및 설사 환자와의 접촉 여부, 염증성 장 질환, 관절통 등이 있는지 알아야 합니다.

양이 많은 대변은 흡수 장애나 분비성 설사이고, 기름지고 냄새가 많이 나면서 물로 잘 씻어지지 않는 대변은 흡수 장애에 의한 지방변을 의미합니다. 혈변이나 농이 섞인 대변은 염증성 장 질환을 의심할 수 있고 점액 변이 있는 경우는 염증성 장 질환이나 과민성대장증후군을 생각해 볼 수 있습니다. 최근 2주 이내에 항생제 복용력이 있으면 장내 세균의 변화에 의한 항생제 유발 설사나 위막성 장염을 의심해 볼 수 있습니다. 우유나 유제품 섭취와 동시에 발생하는 복부팽만, 가스, 및 설사는 유당불내증의 가능성이 있습니다.

소장 질환에서는 대변량이 많고 수분이나 지방질이 많습니다. 대장 질환에서는 대변이 잦고 때때로 부피가 적으며, 혈액, 점액, 농, 그리고 복부 불쾌감이 동반될 수 있습니다.

먹는 것으로 설사를 유발하거나 악화시킬 수 있는 요인은 우유, 아이스크림, 요구르트, 치즈, 초콜릿은 락토오즈가 원인이고, 사과 주스, 복숭아 주스, 포도, 꿀, 견과류, 청량음료는 후룩토스가 원인이고, 마그네슘함유 제산제도 설사를 일으킬 수 있고, 커피, 차, 콜라, 두통약에 포함된 카페인으로도 설사를 할 수 있습니다.

설사로 병원에 갔을 때 다음 사항을 자세히 얘기해야 진단과 치료에 도움이 됩니다

- 언제 그리고 어떻게 질환이 시작되었는지
- 배변 양상(대변이 물 같은지, 피가 섞여있는지, 끈적끈적한지, 고름 같은 게 있는지, 기름기가 있는지)
- 설사 횟수, 설사의 양
- 대변 본 후 무직한지, 변에 피나 농이 있는지
- 목마른지, 소변량이 감소했는지

- 구역, 구토, 복통, 근육통 등
- 비위생적 음식 먹었는지(날 것, 어패류)
- 최근 또는 정기적인 복용 약물(항생제, 제산제, 위장운동제)

1) 설사 치료

설사의 치료는 설사에 의해 야기된 수분과 전해질 이상의 교정과 설사의 대증요법, 그리고 설사를 일으킨 원인에 대한 원인치료로 이루어집니다.

2) 설사할 때 잠시 끊을 음식은 어떤 게 있나요?

돼지고기, 난류, 우유, 닭고기, 쇠고기, 새우, 고등어, 홍합, 전복, 굴, 조개류, 게, 오징어, 메밀, 밀, 대두, 호두, 땅콩, 복숭아, 토마토 등

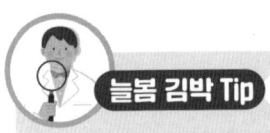
늘봄 김박 Tip

1. 설사약도 개인마다 잘 듣는 약이 있습니까?

사람에 따라 식이요법을 하면서 약을 투약할 때 설사약은 디옥타헤드랄 스멕타이트가 잘 듣는 사람이 있고 염산로페라미드가 잘 듣는 사람이 있고 개인차가 있습니다.

2. 분유 먹는 아기가 설사병에 걸려서 병원에서 치료하지만 잘 낫지 않을 때 기존치료에 추가해서 하는 방법이 있나요?

다른 회사 분유로 바꾸면 좋아지는 아기들도 있습니다. 다른 회사의 분유 몇 가지 중 맞는 것으로 골라줍니다. 완전히 장염이 회복되면 먹이던 분유를 다시 먹어도 됩니다. 설사가 낫고 난 후 맞는 분유 $\frac{2}{3}$+먹는 분유 $\frac{1}{3}$ 등으로 하여 분유 소비가 끝나면 맞는 분유로 완전히 바꿉니다. 맞는 분유로 바꾸지 않으면 또 다른 원인으로 장염 생기면 비슷하게 설사가 오래갈 수 있습니다.

예)

분유 먹이는 아이가 10개월까지 무럭무럭 잘 자라다가 설사하는 장염에 걸려서 여러 날 설사가 잘 안 멎을 때는 대개는 병원에서 설사 특수 분유를 먹여 치료하지만 실제로는 그 아기에게 맞는 다른 회사 분유를 묽게 희석해서 먹이면 빨리 좋아지는 아이도 있습니다.

3) 모유 먹이는 아기가 장염으로 설사가 잘 안 좋아질 때는 어떻게 하나요?

모유를 먹는 아기인 경우에는 아기 체질에 안 맞는 음식을 엄마가 먹어서인 경우가 많습니다. 엄마가 먹는 음식 중 아기 체질에 안 맞는 음식을 잠시 아기 장염이 좋아질 때까지 먹지 않으면 빨리 좋아집니다.

최근에 엄마가 새로 먹은 음식이나 늘 먹던 음식도 평상시보다 많이 먹거나 자주 먹은 음식을 잠시 끊어봅니다. 잘 기억이 나지 않으면 아래 음식은 잠시 보류해 봅니다.

돼지고기, 난류, 우유, 닭고기, 쇠고기, 새우, 고등어, 홍합, 전복, 굴, 조개류, 게, 오징어, 메밀, 밀, 대두, 호두, 땅콩, 복숭아, 토마토 등

변비

1) 변비의 정의

변비는 변을 3~4일에 한 번 미만인 경우, 배변횟수와 관계없이 단단한 변, 배변하고 싶어도 대변이 나오지 않거나 배변 시 용을 쓰거나, 아랫배의 불쾌감, 개운치 않은 배변도 해당됩니다. 전 인구의 5-20%이고, 연령이 증가하면 그 빈도가 증가하며 남자보다는 여자에게 흔하게 발생합니다.

대장은 기다란 관 모양으로 맹장, 상행결장, 횡행결장, 하행결장, S자 결장(구불결장), 직장으로 나눌 수 있으며 총 길이는 1.5m 정도입니다. 대장의 내용물은 대부분 음식물 찌꺼기와 수분, 전해질, 장

내용물을 저장하였다가 항문 밖으로 배출시키는 역할을 합니다.

2) 변비 예방 습관

변을 보고 싶을 때는 참지 말고 바로 배변을 하고, 일정한 시간에 변기에 앉는 습관을 가지도록 하는 것도 중요합니다. 변기에 장시간(10분 이상) 앉아있는 것도 피해야 합니다. 배변이 어려울 때에는 변기에 앉은 발밑에 15cm가량의 받침대를 받쳐서 고관절을 더욱 굴곡시킴으로써 보다 변을 보기 쉽게 할 수 있습니다.

3) 변비 예방 음식

식이섬유는 체내에서 분해되지 않으며 수분을 붙들어 두는 능력이 있는 것이 특징입니다. 식이섬유 섭취에 중요한 것은 식이섬유의 종류가 아니라 전체 섬유질의 섭취량으로, 섬유소의 섭취량을 늘리기 위해서는 전곡류, 과일류, 채소류의 섭취를 늘리는 것이 중요합니다.

4) 약물치료

비약물적 요법으로 4주에서 6주간 치료하였는데도 환자가 계속하여 변비 증상을 호소하면 약물치료를 시작합니다. 일반적으로 팽창성 하제를 사용하고 효과가 없으면 삼투성 하제나 염류성 하제를 사용하며, 여기에도 반응하지 않으면 조심스럽게 자극성 하제를 사용할 수 있습니다.

팽창성 하제는 대변의 양을 늘려 변의를 느끼게 하는 방법으로 식이성 섬유를 충분히 섭취하지 못하는 환자에게 유용합니다. 차전자씨(ispaghula, psyllium), 메틸셀룰로우스(methylcellulose), 폴리카보필(polycarbophil) 등이 있습니다.

삼투성 하제로는 락툴로오스(lactulose)와 락티톨(lactitol)은 합성 이당류로 소장에서는 흡수되지 않고 대장 세균에 의해 발효되어 지방산으로 변해 삼투작용을 증가시키고, 대장 운동을 자극합니다. 효과는 복용 후 2~3일이 지나야 나타나며, 복부팽만과 방귀를 일으킬 수 있습니다.

염류성 하제인 마그네슘염은 장에서 잘 흡수가 되지 않고 삼투성 활성물질로 작용하여 대장 내 수분을 증가시킵니다. 경도의 변비 환자에서 산화마그네슘(마그밀, magnesium hydroxide)를 하루에 1.2~3.6g 정도 지속적으로 복용하는 것은 효과적이고 안전합니다. 그러나 마그네슘염은 적당량도 신기능 부전 환자와 아이들에게 고마그네슘혈증을 유발할 수 있으므로 주의하여 사용해야 합니다.

자극성 하제는 변비 환자들이 가장 많이 남용하는 약제로서, 장기간 사용하면 수분과 전해질의 손실, 이차성 알도스테론증, 지방변, 하제성 대장(cathartic colon), 단백소실위장염 등과 약제에 대한 의존성을 유발할 수 있으므로 주의를 요합니다. 비사코딜(bisacodyl)과 센나(senna), 알로에(aloe), 카스카라(cascara) 등입니다.

여러 가지 약제를 직장으로 삽입하여 직장의 팽만이나 화학적 작용으로 유도하고 동시에 대변을 부드럽게 만들기 위해 시행합니다. 생리식염수를 통한 관장이나 세척은 주로 팽창에 의해 변의를 느끼게 합니다.

5) 개인별 맞춤 식이요법으로 고혈압약도 끊고 변비도 같이 해결됐습니다

김○○(65세, 남자)

10년 넘게 고혈압약을 먹다가 개인별 맞춤 식이요법으로 혈압약을 끊었습니다. 그리고 생각지도 않은 변비도 해결되었습니다. 찰현미, 야채는 매일 최소한 두 끼 먹도록 노력했고 그 외 다른 반찬도 먹었습니다. 처음에는 혈압이 120/80mmHg 전후로 떨어졌습니다.

대변을 관찰하니까 먹은 음식보다 대변이 더 많이 매일 나왔습니다. 맞춤 식이요법 하기 전에는 1주일에 1~2번 정도 힘들게 대변을 보는 변비였었습니다.

고혈압약을 끊으려고 나에게 잘 맞는 음식으로 아침에 찰현미밥과 야채를 매일 먹고 다른 반찬도 먹었습니다. 점심은 가능한 외식을 피하기 위해 도시락으로 찰현미밥과 야채와 다른 반찬을 이것저것 돌아가면서 먹었습니다. 저녁은 모임 있을 때를 제외하고는 가능한 찰현미밥과 야채는 꼭 먹도록 노력했습니다. 나중에는 쌀밥을 먹으면 씹는 기분도 나지 않고 맛도 덜한 느낌이었습니다. 잡곡밥과 야채 등으로 고혈압과 만성변비를 동시에 약 없이 해결했습니다.

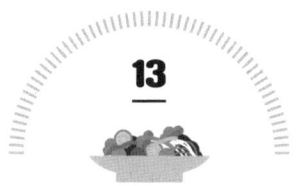

당뇨병(糖尿病)

　당뇨병은 인슐린이 부족하거나 몸 안에서 제대로 작용하지 못하여 발생하는 질병입니다. 포도당이 세포 내로 충분히 흡수되지 못하고 혈액 속에 남아있게 되어 혈액에 포도당(혈당)이 비정상적으로 올라가고 소변으로 포도당이 넘쳐 나오게 됩니다. 그래서 당이 뇨(오줌)에 나오는 병이라 하여 당뇨병이라 합니다.

　당뇨병의 증상은 목이 자주 마르고 물을 많이 마시고, 소변량이 늘어 소변을 자주 보고, 배가 자주 고프고 많이 먹고, 식사를 잘하는데도 체중이 감소합니다. 이런 삼다 현상은 혈당이 200~300mg/dL 이상 넘어갈 때 나타나는 증상입니다. 또한 혈당이 이보다 높아도 아무런 증상이 없는 경우도 많습니다. 그래서 당뇨병은 아무 증상이 없는 침묵의 살인자입니다(silent killer). 증상을 못 느끼는 경우도 많습니다.

당뇨병이라는 진단명은 하나지만, 똑같은 당뇨병 환자는 없습니다. 미세혈관 합병증의 발생예방과 진행저지에는 혈당을 조절목표까지 유지하는 것이 중요합니다. 대혈관 합병증인 동맥경화 질환의 발생과 진행저지에는 혈당조절에 더하여, 혈압, 지질, 체중관리가 중요합니다. 생활습관을 바꾸면 수십 년 동안 당뇨병을 앓아왔더라도 완전히 물리칠 수 있습니다.

근육의 인슐린 저항성은 제2형 당뇨병의 특징입니다. 근육세포 속 지방은 유독성 대사물질을 만들어 내고 인슐린의 신호처리과정을 막는 활성산소를 만들어 냅니다. 그래서 인슐린을 아무리 많이 만들어 내도 지방이 근육세포 속에 쌓이면 인슐린을 효과적으로 쓸 수 없게 됩니다.

아무리 건강한 사람도 고지방 음식은 당을 조절하는 신체능력을 손상시킬 수 있습니다. 하지만 지방섭취를 줄이면 인슐린 저항성을 낮출 수 있습니다. 비만인 사람의 몸은 실제로 먹는 음식과는 상관없이 혈류 속에 지방이 넘쳐나기 때문입니다.

1) 당뇨병 진단기준은?

① 당화혈색소 6.5% 이상
② 8시간 이상 공복 후 혈장포도당 126mg/dL 이상

③ 75g 경구포도당부하 2시간 후 혈장포도당 140-199mg/dL 이상

④ 당뇨병의 정형적인 증상(소변 자주, 물 자주 마심, 원인불명의 체중감소)이 있으면서 무작위 혈장 포도당 200mg/dL 이상

2) 당뇨병이 생기는 이유는?

첫째는 인슐린이 부족한 경우입니다.
① 소아 청소년기에 발생하는 제1형 당뇨병
② 췌장 수술 후 발생하는 당뇨병
③ 가족성으로 3대 이상에 걸쳐 생기는 유전성 당뇨

둘째는 인슐린 저항성 경우입니다.
인슐린이 충분히 나와도 간, 근육, 지방조직 등에서 포도당이 세포 내로 이용하도록 하는 작용이 떨어질 수 있습니다. 인슐린 저항성은 체중 증가, 서구화된 식습관, 운동 부족 등이 중요한 원인으로 알려져 있습니다.

셋째, 약에 의해서도 당뇨병이 발생할 수도 있습니다.
스테로이드제, 무릎, 허리관절 주사제, 조현병 등 정신과 약, 고혈압, 고지혈약, 오메가3 등에 의해서도 당뇨병이 발생할 수 있습니다.

3) 당뇨병의 종류

① 제1형 당뇨병 – 청소년에 발생, 인슐린을 만들지 못해 인슐린 주사
② 제2형 당뇨병 – 전체 당뇨병의 90%이며, 성인, 노인에서 발생
③ 임신성 당뇨병 – 임신 시 당뇨
④ 기타 – 췌장 수술 후, 만성췌장염, 유전성, 약제에 의한 당뇨병

4) 당뇨병에 걸릴 위험인자는 무엇이 있나요?

- 과체중 또는 비만(체질량지수 23kg/m2 이상)
- 복부비만(허리둘레 남성 90cm, 여성 85cm 이상)
- 직계가족(부모, 형제자매) 중 당뇨병이 있는 경우
- 공복혈당장애나 내당능장애의 과거력
- 임신성 당뇨병이나 4kg 이상의 거대아 출산력
- 고혈압(140/90mmHg 이상 또는 약물 복용)
- HDL 콜레스테롤 35mg/dL 미만 또는 중성지방 250mg/dL 이상
- 인슐린 저항성(다낭성난소증후군, 흑색가시세포증 등)
- 심혈관질환(뇌졸중, 관상동맥질환 등)
- 약물(글루코코티코이드, 비정형 항정신병약 등)

5) 제2형 당뇨병

주로 40세 이후의 성인에 발병하며 당뇨병 환자의 대부분을 차지합니다. 유전적 요인과 노화, 비만, 활동 부족, 과식, 스트레스, 약물 등의 환경적 요인에 의해 췌장의 인슐린 분비능력이 정상보다 감소해 있거나, 인슐린의 분비는 비교적 정상이지만 인슐린의 작용이 저하되어 발병합니다.

인슐린의 분비와 작용을 저하시키는 잘못된 생활습관의 개선이 반드시 필요하며, 혈당조절을 위해 경구용 혈당강하제 또는 인슐린 치료가 필요할 수 있습니다.

6) 당뇨병 치료

당뇨병 환자로 당뇨병 부분만 보시는 분을 위해서 앞에 소개한 것 일부를 다시 반복해서 올립니다.

당뇨병 환자에서는 개인별 맞춤 식이요법으로 당이 조절되면 다른 병도 같이 좋아지므로 식이요법이 제일 중요하기 때문입니다. 대한당뇨병학회의 책《당뇨병의 정석》에서도 식이요법의 중요성을 얘기하고 있습니다.

> 식사요법을 잘 활용하면 2형 당뇨병 환자는 최대 2%까지 당화혈색소가 감소하고, 1형 당뇨병 환자도 1.9%까지 당화혈색소

를 감소시킬 수 있다는 연구결과가 있다. 약물요법으로는 당화혈색소가 보통 0.5~2%까지 감소하므로, 식사요법을 통한 관리가 어떤 약물치료만큼이나 효과적이라는 근거가 확실하다. 가장 큰 문제는 식사요법을 1년 이상 지속하기 어렵다는 것이다. 그럼에도 식사요법은 약물치료 그 이상으로 중요하다. 실제로 눈에 띄게 혈당이 좋아진 환자에게 그간의 변화를 물어보면 "정말 열심히 식단을 조절했다."라고 말한다. 제대로 실천하면 '인슐린 치료에 맞먹을 만한 치료법'이라고 해도 될 만큼 효과적이므로 당뇨병 환자에게는 꼭 필요한 치료법이다(출처: 《당뇨병의 정석》, p186~187, 대한당뇨병학회).

본 병원의 개인별 맞춤식 요법으로는 현재 최대 당화혈색소가 최대 4.9% 감소합니다. 그래서 개인별 맞춤 식이요법으로 약을 끊을 수 있는 확률이 높습니다.

병원에서 하는 식이요법으로 당화혈색소 2% 감소와 약물요법으로 당화혈색소 2% 감소를 합한 당화혈색소 4% 감소하는 것보다 개인별 맞춤 식이요법만으로 4.9% 당화혈색소 감소로 둘 합한 4%보다 더 떨어집니다. 그래서 약을 끊을 수 있습니다.

7) 식이요법

식사요법은 당뇨병 환자의 전반적인 치료 계획에서 매우 효과적인 방법 중의 하나로 모든 환자에게 적절히 교육하고 실천하도록 권유해야 합니다. 당뇨병 식사요법의 목표는 음식의 섭취와 활동도, 약물 또는 인슐린 간의 균형을 유지하여 정상의 가까운 혈당수치를 유지하고, 적절한 혈압과 지질농도를 유지하며, 당뇨병의 급성 만성 합병증을 예방하고 그 위험인자를 조절하는 것입니다.

당뇨병 식사요법의 일반적인 원칙은 적절한 열량을 섭취하고, 매일 다양한 식품을 골고루 섭취하여 3대 영양소의 균형적으로 배분하며, 규칙적인 식사를 하고, 식이섬유소, 비타민, 무기질을 충분히 섭취하며, 당뇨병 약물치료 및 운동 효과의 조화를 이루는 것이다.

혈당조절을 호전시키기 위해서 탄수화물의 양을 일정하게 유지하는 것이 가장 중요하며, 추가적인 당지수가 낮은 양질의 탄수화물(전곡물, 콩류, 채소류, 저지방 유제품)을 섭취함으로써 중등도의 혈당 감소 효과를 기대할 수 있습니다. 지방은 양보다 질적인 면이 더욱 중요하며, 단일 불포화지방산(식물성기름-카놀라유, 올리브유, 들기름 및 견과류)과 고도 불포화지방산(생선, 들깨, 콩류)이 풍부한 식품을 권장하고 포화지방산과 트랜스지방산을 제한합니다. 단백질은 기름진 육류보다는 가능한 한 양질의 단백질(생선, 콩류, 견과류, 닭, 오리) 섭취를 권장합니다. 식이섬유소(전곡류, 채소, 과일, 콩)를 충분히 섭취하고, 설탕, 단순 당 섭취를 제한합니다(출처: 《당뇨병학 6판》 p490).

6가지 식품군으로 하는 식이요법

규칙적으로 식사하고, 알맞은 양, 균형 잡힌 식품을 골고루 섭취합니다.

식품을 영양소 구성과 칼로리 조성이 비슷한 식품까지 나누면 총 6가지 식품군인

  1. 곡류군

  2. 어육류군

  3. 채소군

  4. 지방군

  5. 우유군

  6. 과일군

으로 나눌 수 있습니다.

균형 잡힌 식사를 위해서는

곡류군, 어육류군, 채소군을 활용하도록 하며, 간식으로는 우유군과 과일군을 이용합니다.

식품군 별 식품 및 1교환 단위량의 예

식품군		열량 (kcal)	탄수화물 (g)	단백질 (g)	지방 (g)	식품의 예
곡류군		100	23	2	–	밥 70g(⅓공기), 죽 140g(⅔공기), 식빵 35g(1쪽), 떡 50g, 삶은 국수 90g, 고구마 70g, 감자 140g
어육류군	저지방	50	–	8	2	살코기 40g(탁구공 크기), 가자미/동태/조기 50g(소 1토막), 멸치 15g, 굴 70g(⅓컵) 중하새우 50g(3마리)
	중지방	75	–	8	5	쇠고기(등심) 40g(탁구공 크기), 고등어/꽁치/삼치/갈치 50g (소 1토막), 계란 55g(1개), 검정콩 20g(2큰술), 두부 80g
	고지방	100	–	8	8	갈비/삼겹살 40g, 프랑크소시지 40g, 생선 통조림 50g, 치즈 30g(1.5장)
채소군		20	3	2	–	푸른잎채소 70g(익혀서 ⅓컵), 무/오이/애호박/콩나물 70g, 김 2g(1장), 버섯 50g, 도라지 40g, 배추김치 50g
지방군		45	–	–	5	식물성기름 5g(1 작은 스푼), 견과류(땅콩/아몬드/호두/잣) 8g, 버터 5g, 마요네즈 5g, 드레싱 10g
우유군	일반우유	125	10	6	7	우유 200㎖(1컵), 두유 200㎖(1컵), 전지분유 25g(5 큰 스푼)
	저지방우유	80	10	6	2	저지방 우유 200㎖(1컵)
과일군		50	12	–	–	사과(부사) 80g, 배 110g, 귤 120g, 딸기 150g, 단감 50g, 수박 150g, 참외 150g

출처: 〈당뇨병 식품교환표 활용지침 제3판〉, 대한당뇨병학회(2010)

과일

과일은 비타민과 식이섬유소의 함량이 풍부합니다. 그러나 식후 혈당을 급격히 상승시키므로 하루에 1-2회 소량씩 먹도록 합니다. 주스, 통조림보다는 생과일을 섭취합니다.

- 사과: 중간크기 ⅓개
- 귤: 작은 크기 2개
- 토마토: 작은 크기 2개
- 바나나: 중간 크기 ½개
- 딸기: 중간 크기 7개
- 황도: 중간 크기 ½개

- 배: 크기 ¼개
- 감: 중간 크기 1개
- 참외: 중간 크기 ½개
- 오렌지: 큰 것 ½개
- 포도: 작은 크기 19개
- 백도: 작은 크기 1개

한 접시 건강 식이요법

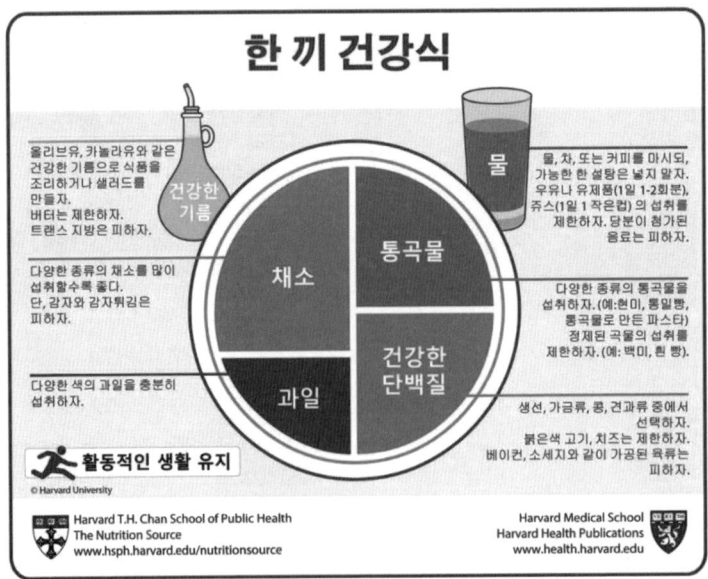

접시의 절반은

다양한 종류와 색의 채소와 과일로 섭취

접시의 ¼은

정제되지 않은 통곡물로 섭취

현미, 보리, 귀리, 통밀,
또는 이와 같은 통곡물로 만들어진 파스타나 빵

접시의 ¼은

단백질로 섭취

생선과 닭고기와 같은 흰 살코기, 콩, 견과류

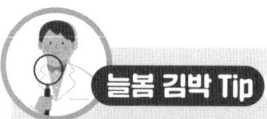
늘봄 김박 Tip

　위에 소개한 것 중 어느 것을 선택하든 어떤 파트든 나에게 맞는 음식을 자주 먹고 덜 맞는 것은 소량 먹거나 가끔씩 먹으면 됩니다.
　내가 먹으면 혈당이 잘 올라가지 않는 음식은 자주 먹고 내가 먹으면 혈당이 많이 올라가는 음식은 가끔 먹거나 소량 먹으면 여러 가지 음식을 즐기면서 혈당 조절하는 데도 도움이 됩니다.
　다른 어느 병보다 당뇨병은 의사가 고쳐주는 병이 아니라 환자 자신이 주체가 되어 관리해야 좋아지는 병입니다. 당뇨병만 관리가 잘 되면 동반된 고혈압, 고지혈증도 동시에 좋아집니다. 물론 합병증도 잘 오지 않습니다.

대부분 환자들은 약에만 의존합니다. 그런데 약에만 의존해서는 잘 조절이 되지 않습니다. 생활습관 관리, 음식관리가 중요합니다. 약에만 의존하면 나중에는 당뇨약만으로 안 되고 인슐린을 추가해야 합니다. 물론 합병증도 일찍 생길 수 있습니다.

당뇨병 관리 수첩을 이용하여 집에서 혈당검사결과(공복혈당, 식후 2시간 혈당, 취침 전 혈당), 약물의 용량, 운동량, 식사종류, 양, 간식의 종류와 양, 체중, 혈압 측정 등을 기록합니다.

식후 2시간 혈당으로 내가 어떤 음식을 먹었을 때 많이 올라가고 내려가는지를 파악하여 식후 2시간 혈당이 잘 내려가는 음식은 자주 먹고 많이 올라가는 음식은 자주 먹지 말고 먹을 경우에도 용량을 줄여 소량 먹습니다. 양은 그 음식 먹기 전 혈당 재고 먹기 시작한 지 30분 후, 1시간 후, 2시간 후 혈당을 측정하고 많이 올라가면 ⅓ 먹고 측정해서 식후 2시간 혈당이 170 이상 안 올라가는 양을 먹으면 좋습니다. 자주 먹는 것 몇 가지 해보면 대충 품목이 정해집니다. 물론 다양한 음식을 즐기기 위해 더 품목을 늘립니다.

체중이 비슷한 당뇨 환자가 똑같은 양의 음식을 먹어도 사람에 따라 식후혈당이 많이 올라가는 사람이 있는 반면 다른 사람은 당이 조금 올라갑니다. 일반적으로 모든 사람에게 좋은 식품은 자연식품이고 대부분 사람에게 좋지 않은 음식은 가공식품입니다. 좋은 식품으로 분류된 식품도 사람에 따라 당이 더 많이 올라가는 사람이 있습니다. 당뇨 환자는 잡곡밥을 먹으면 좋다고 하여 찰현미를 먹었는데 당이 많이 올라가는 사람도 있습니다. 반대로 늘보리 먹으면 당이 많이 올라가는 사람도 있습니다.

찰현미+야채식을 먹은 후 식후 2시간 혈당을 측정하여 많이 올라가면, 늘보리+야채식을 먹은 후 식후 2시간 당이 별로 올라가지 않는 분은 늘보리+야채식을 자주 먹는 게 좋습니다. 잡곡밥+야채식도 내가 먹으면 당이 많이 올라가지 않는 음식을 먹으면 당뇨약을 끊을 수 있습니다. 물론 고혈압약, 고지혈약이 끊을 수 있습니다. 최소한 각 질병마다 최소 2~3가지 먹던 치료약을 1~3가지로 줄이거나 끊을 수 있습니다.

당뇨약도 혈당이 정상수준으로 내려가도 나에게 덜 맞는 약도 있습니다. 혈당은 정상수준으로 떨어지지만 복통, 소화불량, 변비, 간 기능 이상 등의 부작용이 생길 수 있습니다. 급성부작용은 병원서 짐작할 수 있지만 약을 오래 먹은 후 생기는 만성부작용은 병원서 알기 힘들 수 있습니다.

혈압, 혈당, 고지혈 3가지가 잘 조절되는데 콩팥 상태는 점점 나빠지는 경우가 있습니다. 일부 환자는 혈압, 혈당, 고지혈 3가지 수치상으로는 정상범위를 보이지만 약이 덜 맞아서 콩팥 기능이 나빠졌지만 좀 더 잘 맞는 약으로 바꾸면 콩팥 기능이 좋아지는 것을 혈액검사로 관찰할 수 있습니다.

병원에서 테스트하는 방법

준비

① 가운을 갈아입습니다(속옷 색깔도 테스트에 영향을 줄 수 있습니다. 흰 가운은 피합니다. 검은색, 노란색, 청색 가운도 피합니다).

② 금속(귀걸이, 목걸이, 반지, 시계, 핀, 액세서리, 열쇠, 자동차 키 등), **신용카드**, 휴대

폰 등도 빼 몸에서 떨어지게 합니다.

③ 어른 중에 손가락 힘이 너무 센 사람이나 너무 약한 사람, 어린이는 오링 테스트가 잘되는 사람이 중간에 서서 중계로 합니다(병원 직원이나 부모 등).

병원에서 식품, 약물 테스트(오링테스트 이용)

① 곡류군 테스트

쌀, 늘보리, 찰보리, 쌀보리, 검은 보리, 귀리, 일반현미, 찰현미

② 과일테스트

사과, 배, 귤, 감, 토마토, 참외, 바나나, 오렌지, 딸기, 포도, 황도, 백도

③ 야채테스트

양배추, 양파, 무, 오이, 당근, 브로콜리, 상추 등

④ 복용중인 약 테스트

혈압약, 당뇨병약, 고지혈증약, 진통제 등

⑤ 건강기능식품, 영양제, 비타민 등 테스트

테스트하면 잘 맞는 음식, 덜 맞는 음식이 구분됩니다. 테스트가 잘 되었는지 확인하기 위해 집에서 실제 음식을 먹고 혈당계, 혈압계를 이용하여 혈당, 혈압을 측정해 봅니다.

잘 안 맞는 음식도 개인마다 맞는 정도 차이가 있으므로 집에서 어느 정도 안 맞는지 테스트해 보고 용량을 줄여서 해보면 덜 맞는 음식도 먹을 수 있는 양을 알 수도 있습니다.

집에서 오링테스트는 오류가 많으므로 하지 않도록 합니다

오링테스트가 쉬워 보여서 집에서 해보면 잘 맞지 않습니다. 남편이 부인보고 해보라고 하면 대부분 맞는 것으로 나옵니다.

반대로 부인이 남편보고 해보라고 하면 대부분 안 맞는 것으로 나옵니다. 이유는 대부분 부부는 힘의 차이가 많이 나기 때문입니다. 집에서는 재미로 한번 하는 걸로 끝내야 합니다. 간단하게 보이는 테스트지만 전문적인 분에게서 강의 듣고 실습을 거쳐 전문가 앞에서 몇 차례 여러 사람을 상대로 실습해 봐야 오링테스트 초급 시술자가 됩니다.

집에서 실제 음식을 먹고 테스트하는 방법

혈당, 혈압을 주로 하는 이유는 당뇨병, 고혈압이 제일 흔한 병이고 가정에서 혈당기, 혈압계를 구하기 쉽기 때문입니다.

목적

① 개인별 맞춤 식이요법 테스트가 잘 되었는지 실제로 음식을 먹어보고 확인해 봅니다.

② 혈당, 혈압에 조금 안 맞는 음식은 어느 정도까지의 양을 먹을 수 있는지 추정할 수 있습니다.

③ 다른 안 맞는 증상은 몸의 반응을 관찰해 봅니다.

알레르기 반응, 통증 반응, 위장관 반응, 호흡기 반응 등을 면밀히 관찰·기록합니다. 알레르기 반응은 일반 병원에서는 혈액으로 알레르기 테스트나 피부 반응검사로 병원에서 해볼 수 있습니다.

우선 평상시 자주 먹는 음식부터 테스트해 봅니다(쌀밥은 남자는 햇반 1개 용량 210g, 여자는 햇반⅔용량 140g). 반찬은 그대로 하고 통곡물(늘보리, 찰보리, 쌀보리, 귀리, 찰현미, 일반현미) 테스트해 봅니다.

통곡물 테스트도 남자 210g(햇반 1개 용량), 여자는 140g(햇반 ⅔ 용량)로 해봅니다. 맞는 걸 고르면 절반은 성공입니다. 잘 맞는 걸로 가능한 자주 먹도록 합니다. 2~3주만 자주 먹으면 몸에 변화를 느낄 수 있습니다.

과일은 식후 2시간 간식 때 먹고 측정해 봅니다. 양은 6가지 식품교환표 아래의 과일 용량을 참고해서 해봅니다. 간식으로 과일을 먹으면 표준량보다 많은 양으로 해도 됩니다.

① 곡물 테스트는 쌀, 늘보리, 찰보리, 쌀보리, 검은 보리, 귀리, 일반현미, 찰현미를 테스트합니다.
다음 중 자주 먹는 것이 있으면 식빵(남자 3장, 여자 2장), 떡(인절미 남자 9개, 여자 6개), 삶은 국수(남자 1.5공기, 여자 1공기), 고구마(남자 1.5개, 여자 1개), 감자(남자 3개, 여자 2개)를 테스트합니다.
② 과일테스트는 사과, 배, 귤, 토마토, 참외, 바나나, 오렌지, 딸기, 포도를 테스트합니다.

준비물
① 혈당 측정기 종합세트(혈당계, 시험지, 채혈기, 채혈바늘, 알콜솜)
② 자동 혈압계

측정

① 음식을 먹기 전에 혈당기로 혈당 측정, 혈압계로 혈압, 맥박을 측정
② 음식 먹고 나서 (음식 먹기 시작한 시간 기준) 3회 측정
　식후 30분, 식후 1시간, 식후 2시간 후 혈당, 혈압, 맥박을 측정합니다.

자가혈당검사 방법

① 손을 깨끗이 씻고 완전히 말립니다.
② 혈당검사기기의 전원을 켭니다.
③ 혈당검사용 스트립을 혈당검사기기에 꽂습니다.
④ 알코올 솜으로 채혈할 부위를 소독하고 완전히 말립니다.
⑤ 다른 손의 손가락으로 찌르게 될 손가락을 마사지하듯이 주무르고, 피를 손끝으로 몰아줍니다.
⑥ 자동채혈기로 채혈부위를 찌릅니다.
⑦ 채혈부위는 손가락 끝의 양쪽 가장자리가 가장 적당합니다. 이 부위는 통증이 적고 피가 잘 나오는 부위입니다. 채혈부위는 손가락마다 돌아가면서 선택합니다.
⑧ 찌른 후 부드럽게 주변 부위를 눌러주어 충분한 양의 혈액이 나오면 스트립에 혈액을 한 방울 묻힙니다. 이때 손가락을 너무 얕게 찌르고 쥐어짜지 않도록 주의합니다. 쥐어짜는 경우에는 조직액이 새어나와 혈액이 희석되고 부정확한 결과를 얻을 수 있습니다.
⑨ 검사결과 확인 후 기록합니다.
⑩ 사용한 일회용 바늘과 스트립을 제거하고 바늘은 바늘 전용 폐기통에 버려서 다른 사람이 찔리지 않도록 합니다.

올바른 혈압측정방법

준비단계

- 혈압 측정 전 최소 5분 동안 안정하며, 조용한 환경에서 측정합니다.
- 혈압 측정 30분 이내에는 흡연, 알콜, 카페인 섭취를 해서는 안 됩니다.
- 혈압 측정 중에는 이야기하지 않습니다.
- 용변을 본 후에 혈압을 측정합니다.

측정 자세

- 등은 바르게 기대고 앉아서 측정합니다.
- 양발은 평평한 평지 위에 내리고, 발을 꼬지 않습니다.
- 위팔을 테이블에 놓고 가능하면 맨팔 위로 커프를 감고 측정하는 것이 좋으나 옷이 얇을 경우에는 옷 위로 커프를 감고 측정해도 무방합니다.

  * 손바닥이 위로 오게 자세를 취하고 팔꿈치 앞 중앙에 혈압계 줄이 오게 합니다.

혈압은 최소한 2회 이상 측정치의 평균값으로 표시합니다. 처음에는 양팔에서 혈압을 측정한 뒤, 수축기 혈압 차이가 10mmHg 이상 지속 시, 다음부터는 혈압 수치가 높은 팔에서 혈압을 측정하며, 수치가 높은 팔을 기준으로 고혈압을 진단합니다. 지속적으로 수축기 혈압 차이가 20mmHg 이상 차이 시, 대동맥축착증이나 상지혈관 협착 같은 혈관질환을 고려해야 합니다.

부정맥이 있으면 혈압은 측정할 때마다 변동이 크기 때문에 3회 이상 측정하여 평균을 내야 합니다. 안정 시 심박수 확인과 심방세동 등 부정맥 발견을 위하여 혈압 측정 시, 맥박을 같이 측정합니다.

다음 수치일 때는 먹은 음식도 기록하여 병원 상담합니다.

식후혈당: 200mg/dL 이상

식후혈압: 140/90mmHg 이상

맥박: 1분에 110회 이상/50회 이하

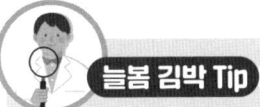

혈당, 혈압에는 영향은 주지 않지만 몸에 안 맞는 증상이 나타나면 잘 메모해서 병원 방문 시 상담합니다.
1. 구역, 구토, 설사, 배 아픔 등 소화기 질환이 심해지는 분
2. 두통, 관절염 등 통증 질환이 더 아파지는 분
3. 알레르기, 피부, 비염 등 나타나는 분
4. 기타 불편한 증상들이 나타나는 분

개인별 맞춤 식이요법을 시작하는 경우에 당뇨병약, 고혈압약 등 약을 드시는 분은 저혈당, 저혈압이 올 수 있으므로 자가혈당측정, 자가혈압측정을 평상시보다 자주 측정하시면서 해야 안전합니다.

나에게 아주 잘 맞는 음식이나 영양제가 많이 선택됐을 때는 복용 중인 고혈압약, 당뇨약 때문에 저혈압, 저혈당이 오는 경우도 있습니다. 특히 인슐린 주사를 맞는 분이나 아마릴 같은 당뇨약을 쓰는 경우는 저혈당이 올 수 있으므로 아주 조심해야 합니다.

고혈압도 대개 2주 정도 식이요법을 하시면 약을 반으로 줄이는

경우가 많습니다. 다른 병원에서 당뇨병, 고혈압 치료를 하는데 식이요법으로 저혈압, 저혈당이 오면 집에서 여러 번 혈압 측정한 걸 기록한 일지를 담당 의사선생님에게 보여주고 상의해서 약을 줄일 수 있습니다.

근골격계 통증(목, 어깨, 허리, 무릎 등 통증)은 맞는 음식을 먹으면 통증이 많이 감소하므로 진통제를 적게 먹을 수 있습니다. 나에게 맞는 음식, 영양제, 건강기능식품 등은 나에게 있는 어떤 병에도 공통적으로 좋습니다.

일반적으로 알려진 건강상식은 고혈압에 좋은 음식, 당뇨병에 좋은 음식, 고지혈증에 좋은 음식, 어깨, 허리, 무릎 통증에 좋은 음식이 따로 되어있지만 개인별 맞춤 식이요법은 나에게 맞는 음식을 자주 먹고 덜 맞는 음식은 가끔 먹으면 영양분도 골고루 섭취하면서 당뇨, 고혈압, 고지혈증 등 여러 가지 증상이 동시에 좋아져서 여러 가지 약을 줄일 수 있습니다.

7) 운동요법

운동하면 어떤 좋은 점이 있나요?

- 혈당을 낮춥니다.
- 혈압을 낮춥니다.
- 콜레스테롤과 중성지방을 낮추고, 좋은 콜레스테롤을 높입니다.
- 비만을 예방하고, 체중조절에 효과적입니다.

- 심장계통의 질병이나 뇌졸중의 위험을 낮춥니다.
- 인슐린 주사 용량을 줄일 수 있습니다.
- 근력, 지구력, 유연성을 증진시킵니다.
- 스트레스가 해소되고, 우울증을 완화시켜 정신건강에 도움이 됩니다.

유산소 운동
- 등산, 걷기, 자전거 타기
- 혈당조절, 혈압조절, 체지방 조절, 심폐기능 향상
- 최소 주 3회 이상, 규칙적으로 하는 것이 바람직합니다. 점진적으로 늘려서 주5일 이상 하는 것을 목표로 삼는 게 좋습니다.

근력운동
- 밴드나 덤벨, 웨이트장비
- 혈당이 근육에서 에너지로 잘 소비될 수 있도록 도와주는 운동입니다. 또한, 근육량이 많아지면 인슐린 감수성을 높여주어 혈당조절에 도움이 됩니다.
- 최소 주 2회 이상 하는 것이 좋습니다. 근육의 회복은 24~72시간 걸리기 때문에 근육의 피로가 적절히 해소될 수 있도록 하루 또는 이틀 걸러서 한 번 정도 운동하는 것이 바람직합니다.
- 운동강도는 대화를 나눌 수 있지만 등에 약간의 땀이 나는 정도로 합니다. 너무 센 강도의 운동은 간에서의 글리코겐 분해를 유도하여 순간적으로 혈당이 높아질 수도 있습니다.

스트레칭 운동

- 근육을 늘림으로써 몸의 유연성을 증가시키고, 근육의 긴장을 완화시켜 관절의 움직임을 넓혀주며, 혈액순환을 촉진시켜 당뇨 환자에게 매우 유익한 운동입니다.
- 운동 전에 실시하는 스트레칭은 운동 중에 일어날 수 있는 근육이나 관절의 상해를 예방해 주고, 운동 후에 실시하는 스트레칭은 피로회복에 도움을 줍니다.
- 운동 전후에 5~10분 정도로 실시하면 충분하지만 추운 날이나 몸이 무겁다고 느낄 때는 좀 더 길게 해주면 좋습니다.

운동부하검사가 필요한 경우

- 제2형 당뇨병을 진단받은 지 10년 이상인 경우
- 관상동맥질환이 의심되거나 이전에 진단을 받은 병력이 있는 경우
- 미세혈관질환(망막증, 콩팥합병증)이 있는 경우
- 말초혈관질환이 있는 경우
- 자율신경 합병증이 있는 경우
- 나이가 35세 이상인 경우
- 운동 전과 후에 가급적 혈당검사를 합니다.
- 공복혈당이 250 이상이면서 케톤검사에서 양성인 경우 운동을 하게 되면 오히려 혈당이 올라갈 수 있으므로 운동을 금합니다.
- 운동 후 15분 이내에 혈당을 측정해보고 혈당수치에 따라 적절한 간식을 보충합니다.
- 저혈당에 대비하여 운동 시에는 항상 저혈당 간식과 당뇨병 인식표를

지참합니다.
- 알맞은 양말과 운동화를 신고, 운동 후에는 발에 물집, 굳은살, 상처 등이 있는지 관찰합니다.
- 운동 전이나 후에 충분한 수분을 섭취하여 탈수를 예방합니다.

당뇨합병증 또는 동반 질환이 있을 경우 운동요법 시 주의점

* **심혈관계 합병증이 동반된 경우**

무거운 중량 운동은 혈압을 올릴 수 있으므로 주의하며, 역기 들기, 윗몸 일으키기 등의 무리한 운동은 피하도록 합니다. 운동 전후 충분한 스트레칭을 통해 심혈관계의 부담을 예방합니다.

* **콩팥합병증이 동반된 경우**

수영, 걷기와 같은 유산소 운동을 권하며, 역기 들기, 테니스, 줄넘기와 같은 고강도의 무리한 운동은 피하도록 합니다.

* **증식성 망막증이 있는 경우**

수축기 혈압이 170mmHg를 넘지 않도록 고강도의 유산소 운동과 무거운 중량을 드는 근력운동은 피하도록 합니다.

* **말초신경병증이 동반된 경우**

발의 감각이 저하된 상태에서 장시간 걷기나 계단 오르기같이 체중이 부하되는 운동을 하면 발의 궤양 및 감염, 골절의 위험을 증가시킬 수 있습니다. 수영 같은 수중운동이 좋습니다.

* **자율신경병증이 동반된 경우**

혈압조절 능력, 체온 조절 능력 및 감각이 감소하고, 운동에 대한 심장 반응이 저하되므로 운동 전에 무증상 심장 질환이 있는지 심장에 대한 정밀검사가 필요합니다. 또한 저혈당 자각증상이 감소하므로 운동 중에 저혈당이 발생하지 않도록 주의하며 충분한 수분을 섭취하고, 너무 춥거나 더울 때 운동은 피하도록 합니다. 고정식 자전거 타기, 수영 등을 권장하며, 달리기, 하이킹 등은 피하도록 합니다.

* 무릎에 이상이 있거나 비만한 경우

줄넘기, 계단 오르내리기 등과 같이 부상의 위험성이 높은 운동은 피합니다. 걷기, 수영, 수중걷기, 팔운동 기구를 이용한 상체운동을 위주로 하는 것이 좋습니다.

운동할 때 간식을 어떻게 먹는 것이 좋을까요?

운동하기 전에 혈당을 먼저 측정해 보아야 합니다. 만약 공복혈당이 250 이상이라면, 오히려 운동이 당 대사를 악화시킬 수 있으므로, 운동을 미루는 게 좋습니다.

장시간의 고강도 운동을 할 경우 저혈당 위험이 있으므로 운동 전 혈당과 운동강도 및 시간을 고려하여 간식을 먹을 수 있습니다. 가능하면, 간식은 운동 시작 15~30분 전에 먹는 것이 좋습니다.

8) 약물치료

당뇨약 종류와 복용방법·부작용

① **설폰요소계: 인슐린 분비 촉진제**

췌장을 자극하여 인슐린 분비를 촉진시킵니다. 또한, 분비된 인슐린이 세포에 결합하여 작용을 잘 나타낼 수 있도록 해줍니다.

[복용방법]
보통 1일 1~3회, 식전 30분에 복용
[부작용]
저혈당, 식욕부진, 오심, 구토, 설사, 피부발진, 체중 증가 등
[대표 약물]
디아미크롱, 다오닐, 다이그린, 아마릴

② **비구아나이드계: 인슐린 저항성 개선제**

간에서 포도당 생성을 억제하며, 말초조직에서의 인슐린 작용을 강화시켜 혈당을 감소시킵니다. 또한, 장에서 당의 흡수를 저하시키며 식욕을 억제시켜 체중조절에 도움이 되므로 비만한 제2형 당뇨병 환자에서 가장 먼저 사용되는 약제입니다.

금기: 알코올중독, 간 질환, 특히 신기능(혈중 크레아티닌: 남자 1.5㎎/dL, 여자 1.4㎎/dL 이상)이 저하된 경우에는 금기입니다.

CT 등 조영제를 이용한 검사를 시행할 경우에는 콩팥 기능이 악화될 수 있으므로 촬영 후 48시간 동안 약을 중단하였다가 복용하도록 합니다.

[복용방법]
1일 1~3회, 식후 직후
[부작용]

오심, 구토, 설사, 식욕부진, 금속성 맛 등의 위장장애증상이 10~30% 정도에서 나타납니다.

[대표 약물]
다이아벡스, 글루파

③ **알파글루코시다제 저해제: 식후혈당강화제**

인슐린 분비 및 작용과 무관하게 소장 내에서 음식물로 섭취된 탄수화물을 포도당으로 분해하는 효소들의 작용을 억제함으로써 포도당이 장으로 흡수되는 것을 지연시켜 식후 급격한 혈당의 상승을 막아주는 역할을 합니다.

[복용방법]
1일 2~3회 식사 전에 복용

[부작용]
복부팽만감, 복부 불쾌감, 방귀, 설사 등이 나타날 수 있으며 점차 소실됩니다. 탄수화물섭취의 감소를 통해서도 완화할 수 있습니다. 소화가 안 되도록 하기 위해 식전에 먹는 약물이므로 디아스타제, 아밀라제, 판크레아틴 성분이 함유된 소화제를 함께 먹는 것은 약효가 감소되므로 좋지 않습니다. 염증성 장 질환자는 복용 시 주의합니다.

[대표 약물]
글루코바이, 베이슨

④ 티아졸리딘디온계: 인슐린 감수성 개선제

근육 및 간에서 인슐린 저항성을 낮출 뿐만 아니라 간에서 포도당 생성을 저해하는 작용을 통해 혈당을 조절하게 됩니다.

[복용방법]
1일 1~2회, 식사 관계없이 매일 일정한 시간에 복용
[부작용]
오심, 구토, 소화불량, 체중 증가, 부종 등이 있을 수 있습니다. 간혹 복용 중 간 기능 이상이 나타날 수 있으므로 복용 전에 반드시 간 기능검사를 한 후 복용해야 합니다. 신부전 환자는 사용을 피해야 하며 콩팥 기능과 상관없이 사용할 수 있습니다.
[대표 약물]
액토스

⑤ 메글리티나이드계: 속효성 인슐린 분비 촉진제

설폰요소계처럼 췌장의 베타세포를 자극, 인슐린 분비를 촉진하지만 설폰요소계보다 빠르게 나타나고, 작용시간이 짧아 식후혈당을 조절하는 데 효과적입니다.

[복용방법]
1일 1~3회, 식사 직전 또는 식전 15분에 복용
[부작용]
저혈당 등이 있을 수 있으나 설폰요소계보다는 발생빈도가 낮습

니다. 식사를 거르는 경우에는 복용하지 않습니다.

[대표 약물]

파스틱, 글루패스트, 노보넘

⑥ DPP-4 억제제

음식을 섭취하면 인크레틴(GLP-1, GLP 등)이라는 호르몬이 장에서 분비되어 인슐린 분비를 촉진합니다. 인크레틴은 DPP-4라는 효소에 의해 분해되는데, 이 효소를 억제하여 인크레틴이 오랫동안 작용하도록 해주어 인슐린 분비를 증가시켜 줍니다. 단독으로 사용할 경우 저혈당 위험성이 낮고, 체중 변화에 영향을 미치지 않습니다.

[복용방법]

1일 1~2회, 식사와 관계없이 복용

[부작용]

두통, 설사, 어지럼증, 상부 호흡기감염 등이 있습니다. 콩팥 기능이 떨어진 환자는 약제에 따라 감량하여 복용할 필요가 있습니다.

[대표 약물]

자누비아, 가브스, 온글라이자, 트라젠타, 제미글로, 테렐리아, 네시아, 가드렛, 슈가논

⑦ SGLT-2 억제제: 나트륨-포도당 공동수송체-2억제제

콩팥에서 포도당 재흡수를 저해하고, 과다한 포도당을 소변을 통해 하루에 약 70g(280kcal) 정도를 배출시켜 혈당을 개선시키는 새

로운 계열의 당뇨약입니다. 또한, 체중감량뿐만 아니라 혈압감소 효과도 기대할 수 있습니다.

[복용방법]
식사 관계없이 하루에 한 번 복용
[부작용]
여성생식기 및 요로감염의 위험이 증가한다고 합니다.
또한 당과 함께 수분이 소변으로 빠지는 삼투압성 이뇨로 인해 탈수증상이 발생할 수도 있어 노인에서는 주의가 필요합니다.
[대표 약물]
포시가, 슈글렛, 자디앙, 인보카나

9) 당뇨병의 합병증

급성합병증
① 저혈당
② 당뇨병성 케톤산증
③ 고혈당성 고삼투성 상태

만성 합병증
① 당뇨망막병증
② 만성 콩팥병

③ 당뇨신경병증
④ 대혈관 합병증
 - 심혈관질환
 - 뇌혈관질환
 - 말초동맥질환

10) 저혈당의 증상과 응급처치는 어떻게 하나요?

저혈당이란 혈당이 70mg/dL 이하인 상태를 저혈당으로 정의하며, 혈당이 70㎖/dL 이하이면 증상 발생 여부와 관계없이 즉시 치료해야 합니다.

경한 저혈당은 식은땀, 떨림, 집중력 장애, 멍한 느낌 등의 증상이 나타나며, 당을 함유한 음료나 음식물을 섭취함으로써 빠르게 증상이 사라집니다. 심한 저혈당은 의식혼란, 의식장애로 혼자서 음식을 섭취할 수가 없기 때문에 다른 사람의 도움을 받아야 합니다. 의식이 없는 경우에는 입으로 음식을 먹을 수가 없기 때문에 가까운 병원으로 이송해야 하며, 억지로 음식물을 먹이면 기도가 막혀 위험할 수 있습니다.

11) 저혈당 원인은?

- 경구 혈당 강하제
- 아마릴 등 설폰요소제를 과량투여하거나 식사를 거르는 경우
- 인슐린을 과량투여하거나 식사를 거르는 경우
- 운동을 과다하게 한 경우
- 기타: 생식호르몬의 변화, 임신, 당뇨병성 자율신경병증, 술

12) 저혈당 시 먹을 음식

설탕 15g, 꿀 한 숟가락, 요쿠르트 1개(약 100㎖), 사탕 3~4개, 주스 또는 청량음료 ¾컵

주의: 초콜릿 등 지방이 함유된 간식은 흡수속도가 느리므로 피합니다.

저혈당에서 회복되면 저혈당의 원인을 점검하여 다시 저혈당이 발생하지 않도록 대책을 강구합니다. 경구혈당강하제를 복용하거나 인슐린 주사를 맞으면서 식사를 제때 못하거나 식사량을 갑자기 줄이거나 운동량이 갑자기 늘어나게 되면 혈당이 정상범위 아래로 떨어질 수 있으므로 주의가 필요합니다. 많은 경우 식사시간의 조정과 식사 및 간식 섭취량의 적절한 배분을 통해 저혈당을 예방할 수 있습니다. 규칙적으로 적당한 식사량을 유지해도 저혈당이 생긴다면 현재 복용 중인 약물을 줄여나가야 합니다. 그러다가 심지어

약물을 중단했는데도 혈당조절이 잘 되는 경우도 있습니다. 단, 약물을 줄이거나 중단할 때에는 반드시 담당의사와 상의하시기 바랍니다.

13) 당뇨병성 케톤산증

제1형 당뇨 환자에서 혈당이 250~300mg/dL 이상이면서 소변으로 케톤이 배출되고 몸이 산성으로 변하는 것이 당뇨병성 케톤산증입니다.

유발인자는?

- 감염증(폐렴, 요로감염증, 패혈증 등)
- 인슐린투여중지
- 췌장염, 심근경색, 뇌졸중
- 약: 코르티코스테로이드, 교감신경 작용제, 비정형 항정신병약, 당뇨약 SGLT2 억제제

임상증상은?

구역, 구토, 복통, 의식저하, 빠르고 깊은 Kussmaul 호흡을 합니다. 숨 쉴 때 과일향이 납니다.

치료

수액보충이 가장 우선시되며, 수액보충 후 인슐린 치료를 고려합니다. 혈청칼륨치를 급격히 떨어뜨립니다.

14) 고혈당성 고삼투성 상태

고령의 제2형 당뇨병 환자에서 많이 발생하고, 진단이 늦고, 심한 대사장애를 동반하며, 이미 기저질환이 있는 경우가 많아 사망률이 5~20% 정도입니다.

혈당이 600mg/dL 이상으로 높습니다. 주로 거동이 불편하거나 의사표현이 자유롭지 않은 고령자에서 폐렴, 장염, 심근경색, 뇌졸중 등이 동반되었을 때 발생할 수 있습니다. 병원에서 응급치료를 합니다.

15) 당뇨병성 망막병증

망막의 작은 혈관이 좁아지고 막히면서 생기는 병으로 당뇨병이 10년 지나면 60~70% 발생하고 30년 이상 되면 90%에서 발생합니다. 나중에 실명됩니다. 당뇨 환자는 1년에 한 번 안과 검사를 증상이 없어도 받는 게 좋습니다. 당뇨병성 망막병증을 예방하고 진행을 늦추기 위해 철저한 혈당, 혈압, 지질조절 및 1년에 한두 번 안과 검진이 중요합니다.

16) 당뇨병성 콩팥병증

당뇨병으로 콩팥의 작은 혈관들이 손상을 받아서 소변으로 단백질이 빠져나가고, 더 진행하면 점차 노폐물을 배설하지 못해 만성 신부전으로 됩니다. 콩팥 기능이 정상인의 10~15% 이하로 감소하여 말기 신부전이 되면 투석이나 콩팥이식을 하게 됩니다.

만성콩팥병의 3대 원인으로는 당뇨병 · 고혈압 · 사구체신염이가 있습니다. 이 중 당뇨병이 50%, 고혈압이 20%를 차지합니다. 만성콩팥병은 초기증상이 거의 없어 조기 발견이 어렵습니다.

당뇨병성 콩팥병증의 증상
- 다리가 붓습니다.
- 밤에 소변량이 증가합니다.
- 소변에 거품이 많이 나옵니다.
- 고혈압이 발생하고 기존 혈압이 잘 조절되지 않을 수 있습니다.
- 기운이 없고, 구역, 구토가 납니다.
- 얼굴이 창백하고 빈혈이 생깁니다.
- 온몸이 붓고 가렵습니다.
- 숨이 찹니다.
- 어지럽고 두통이 생깁니다.

당뇨병성 콩팥병증 병기분류에 따른 진료계획

병기	고위험군	1기 콩팥장애 (+) GFR정상 또는 항진	2기 콩팥장애 (+) GFR 경도저하	3기 GFR 중등도 저하	4기 GFR 고도저하	5기 콩팥 기능상실
추산 GFR	≥90 (만성콩팥병의 위험인자를 가진 상태에서)	≥90	60~89	30~59	15~29	<15
진료 계획	만성 콩팥병 스크리닝 만성 콩팥병 위험인자를 경감시키는 치료					
			만성콩팥병의 진단과 치료의 개시 동반되는 질환 치료			
				콩팥 장애 진행도 평가		
					콩팥기능 상실 합병증의 파악 및 치료	
					투석 및 이식의 준비	
						투석 또는 이식의 도입 (요독증 증상이 있을 때)

진단은 소변검사로 미세 알부민뇨를 측정하면 조기에 진단할 수 있습니다. 혈액검사 시 크레아티닌 수치를 통해 콩팥의 사구체 여과율을 측정할 수 할 수 있습니다.

말기 신부전 치료는 혈액투석, 복막투석, 콩팥이식이 있습니다.

투석치료는 제 기능을 하지 못하는 콩팥을 대신해 혈액 속 노폐물을 제거하고 수분 균형을 맞추는 치료입니다. 1주일에 2~3회씩 4시간가량 투석치료를 받아야 합니다.

17) 당뇨신경병증

당뇨병 환자에서 발생하는 만성 합병증 중에서 가장 흔한 합병증 중 하나로서 긴 당뇨병 유병기간, 고령, 조절되지 않은 고혈당과 연관성이 깊고, 다른 만성 합병증과 동반되어 나타나는 경우가 많습니다.

당뇨신경병증은 때로는 심한 통증이나 근육마비를 일으킬 수도 있고 장, 방광, 혈관에 분포하는 자율신경계를 침범하여 자율신경 기능의 이상을 초래하기도 합니다.

감각신경병증은 당뇨병의 가장 흔한 신경 이상으로 손과 발이 저리고, 쑤시거나 화끈거리는 통증을 유발합니다. 밤에 심해질 수 있습니다. 나중에는 발의 감각이 둔해져서 걸을 때 자세가 이상해지고 상처를 입어도 통증을 잘 못 느끼게 됩니다. 발에 감각이 소실되면 당뇨발 등 심각한 문제가 생깁니다.

당뇨병성 감각신경 장애의 특징

- 양측으로 대칭적으로 발생합니다.
- 주로 손끝, 발끝에서 시작합니다.
- 시간이 지나면 점차 위로 올라갑니다.

- 사람마다 증상이 다릅니다. 저리고 시린 느낌, 쿡쿡 쑤시는 느낌, 화끈거리고 따가운 느낌, 간혹 심한 통증으로 느껴집니다.
- 더 진행되면 감각이 무뎌져서 통증을 느끼지 못합니다.

당뇨병성 말초신경병증과 말초동맥 폐색성 질환과 감별

기준	당뇨병성 말초신경병증	말초동맥 폐색성 질환
통증	휴식 시와 야간에 통증	운동 시 통증
하지촉진	따뜻하고 건조함	차가움
피부색	정상 또는 붉음	창백
족부의 동맥촉진	정상	약하거나 안 잡힘
검사소견	반사작용 저하, 감각 이상	정상적인 반사작용, 정상 감각

18) 당뇨발 위험성이 높은 경우

- 발 감각이 떨어진 분
- 말초혈관 장애로 혈액순환이 잘 안 되는 분
- 발에 변형이 있는 분
- 이전에 발 문제 경험이 있는 분
- 당뇨망막병증으로 시력이 저하된 분
- 혈당조절이 잘 안 되는 분
- 담배를 피우는 분

- 5년 이상 당뇨병의 병력이 있는 분

19) 당뇨발과 감별해야 할 질환

- 요독증, 갑상선기능저하증 등 대사성 질환을 앓는 분
- 비타민 결핍증이나 알코올성 질환이 있는 분
- 허혈성 질환이 있는 분
- 디스크 등 척추질환이 있는 분
- 혈관염이 있는 분
- 다발 신경염이 있는 분
- 약 또는 중금속 등 중독이 있는 분

20) 당뇨병 환자의 발 관리 방법

① 신발은 발에 잘 맞고 편안한 것을 신습니다.

② 발은 비누를 이용하여 매일 미지근한 물로 씻고, 마른 수건으로 발가락 사이를 잘 닦아 건조합니다.

③ 발톱이 너무 짧거나 길게 않게 일자로 자르고, 발톱을 자를 때는 발톱의 색이나 모양도 살펴봅니다.

④ 발에 상처가 있는지 주의 깊게 관찰하고, 발바닥은 거울을 이용하여 잘 들여다봅니다.

⑤ 물집, 상처, 티눈, 굳은살 등 발에 변화가 발견되면 꼭 담당의를 찾아 진료를 받습니다.
⑥ 발이 건조하고 갈라짐이 있다면 상처가 생기지 않게 보습제를 바르고 관리합니다. 단, 발가락 사이에는 로션이나 크림을 바르지 않습니다.
⑦ 발이 저리고 화끈거리고 무감각한 당뇨병성 신경병증 통증이 나타나면 즉시 담당의를 찾습니다.
⑧ 사계절 내내 실내 · 외에서 모두 면양말을 신어 발을 보호하도록 합니다.
⑨ 발의 감각 저하로 화상을 입기 쉬우므로 히터나 난로, 전기담요, 더운 물주머니 등 어떤 종류의 열도 발에 대지 않도록 하며, 찜질방과 사우나 이용 시 특히 주의합니다.
⑩ 금연합니다.

21) 당뇨병 때문에 성기능장애가 올 수 있나요?

당뇨병은 음경의 혈액공급에 지장을 초래하게 되며, 성 신경과 음경해면체조직도 손상되어 발기부전이 나타나게 됩니다. 특히 혈당, 혈압, 콜레스테롤의 관리를 소홀히 하고, 흡연하면, 신경합병증, 혈관합병증이 동반되어 성 기능이 더욱 떨어질 수 있습니다.

성기능장애는 여러 가지 치료방법이 있지만 개인에 따라 효과의 차이가 크며, 부작용이 있을 수 있으므로 반드시 비뇨기과 전문의와 적절하게 상담하여 시행하도록 합니다.

평소에 혈당, 혈압, 콜레스테롤을 적극적으로 관리하고 음경해면체의 혈관에 문제가 될 수 있는 약물(진통제, 수면제, 신경안정제)의 남용을 피하고, 술, 담배를 멀리한다면 성기능장애를 예방할 수 있습니다.

22) 당뇨병 환자에서 가족의 역할은 무엇입니까?

가족이 도와주고 있다고 환자가 느끼면 당뇨병 치료에 좋은 영향을 주지만, 반대로 가족이 비판적이며 무관심하다고 느끼는 환자의 혈당조절은 불량합니다. 가족관계가 긍정적일수록 치료 행동은 촉진되며, 부정적일수록(비난하거나 공격한다면) 방해가 됩니다.

개인별 맞춤 식이요법과 가족의 적극적인 도움으로 고혈압, 당뇨병이 동시에 치료가 된 예입니다.

천현○(63세, 남자)

부인이 남편 당뇨병 치료에 적극적이었습니다. 개인별 맞춤 식이요법으로 2달 만에 당뇨약 처방 없이 당화혈색소 6.9%에서 5.9%로 좋아졌습니다. 가족이 열심히 환자의 맞는 음식을 제공했습니다. 또한, 고혈압도 150/80mmHg에서 125/80mmHg로 조절됐습니다.

늘봄 김박 Tip

일반적인 건강상식에는 당뇨병에 좋은 음식, 고혈압에 좋은 음식, 고지혈에 좋은 음식 등으로 구분합니다. 개인별 맞춤 식이요법은 나에게 맞는 음식은 자주 먹고 잘 안 맞는 음식은 가끔 먹으면 여러 가지 영양소를 섭취하고 꼭 먹고 싶은 음식도 가끔 먹을 수 있습니다. 또한 질병 종류에 따른 음식을 따로 생각할 필요가 없어집니다. 개인별 맞춤 식이요법을 하면 당뇨병만 좋아지는 것이 아니라 고혈압, 고지혈증도 같이 좋아지고 관절염 등 통증 질환, 위염 등 소화기 질환도 같이 좋아집니다.

통계적으로 근거 있는 '어떤 병에 어떤 음식이 좋다'를 보면서 그중 나에게 맞는 걸 골라 먹으면 그 질환뿐 아니라 다른 질환도 같이 좋아집니다. 잘 정리된 근거 확실한 지식을 찾아서 내 몸에 적용하면 됩니다.

23) 자가혈당측정을 하면 어떤 좋은 점이 있나요?

혈당은 24시간 동안 수시로 변하기 때문에 병원에서 가끔 측정하는 것으로는 불충분합니다. 수시로 자가혈당을 측정하게 되면 다음과 같은 이점이 있습니다.

① 혈당조절을 잘하고 있는지 파악할 수 있습니다.
② 저혈당을 신속히 확인하여 대처할 수 있습니다.
③ 질병, 스트레스 등에 의한 고혈당을 확인하여 관리할 수 있습니다.
④ 식사량, 식사종류, 식사시간에 따른 혈당의 영향을 파악하여 식사 습관을 개선할 수 있습니다.

⑤ 운동량, 활동량, 운동시간에 따른 혈당의 영향을 파악하여 운동습관을 개선할 수 있습니다.

⑥ 인슐린 용량을 조절할 수 있는 근거를 제공해 줍니다.

⑦ 주치의의 진료 및 상담 시 자료로 활용하여 효과적인 상담을 받을 수 있습니다.

24) 일반적인 당뇨 검사 시간은?

① 식전

② 식후 2시간(밥 첫 숟갈을 먹기 시작한 시간을 기준으로 2시간 후)

③ 취침 전

기록할 내용

- 검사날짜, 요일, 기타(공휴일, 명절)
- 혈당치
- 식사량(특히 탄수화물 양), 식사종류
- 간식 종류와 간식 양
- 운동시간, 운동종류, 활동량
- 스트레스, 기분 상태 등
- 몸 상태의 변화(감기, 설사, 치통)

25) 음식마다 혈당 올라가는 시간은 다릅니다

식후혈당을 올리는 식품

탄수화물은 섭취 후 1~2시간에 최고치 도달합니다(최대 100%).

공복혈당을 올리는 식품

고기나 생선 등 단백질이 포함된 식품은 3~4시간 이후 천천히 흡수됩니다(최대 50~60%).

견과류, 기름류 등 지방이 포함된 음식은 10% 정도 10시간에 걸쳐 미미하게 올라갑니다.

25) 외식은 어떻게 할 것인가?

외식은 가능하면 하루에 한 끼 정도 하고 6가지 식품군을 골고루 먹을 수 있는 음식을 선택합니다(비빔밥, 백반류, 산채정식, 쌈밥, 샤브샤브 등). 식사량이 많다면 미리 덜어놓고 먹거나 남기어 식사량을 맞추도록 합니다. 가능하면 튀김보다는 찜을, 기름기가 많은 소스보다는 열량과 당분이 적고 싱거운 음식을 선택합니다. 열량이 적고 부피가 큰 채소류를 먼저 먹어 포만감을 느끼도록 합니다. 식사시간은 20분 이상 천천히 먹습니다.

같은 메뉴도 음식점마다 내가 먹으면 당이 많이 올라가는 음식이 있으므로 자주 먹는 음식은 몇 군데 식당에서 먹어보고 당이 많이 올라가지 않는 집을 자주 가는 게 좋습니다.

26) 당뇨병과 치매와 관련이 있는지?

   당뇨병, 고혈압, 고지혈증과 같은 혈관질환이 전체 치매 발병원인의 2~30%를 차지하고 있습니다. 특히 당뇨병 환자의 경우에는 고혈당이 뇌세포를 손상시킬 수 있으며, 끈적해진 혈액으로 인해 뇌혈관의 혈액순환이 잘되지 않으므로 치매 고위험군이라고 할 수 있습니다. 또한 반복되는 저혈당도 뇌혈관의 손상을 초래하여 치매를 유발 및 촉진시키는 것으로 알려져 있습니다. 당뇨병 관리를 위한 생활습관의 변화는 알츠하이머 치매의 예방에도 도움이 되므로 생활습관관리를 철저히 하는 것이 치매 예방에도 도움이 됩니다.

늘봄 김박 Tip

당뇨약을 줄이거나 끊는 것을 목표로 합니다.

치료내용은

1. 본인에게 당이 적게 오르는 음식은 자주 먹고 많이 오르는 음식은 자주 먹지 않거나 소식한다는 게 제일 중요한 치료법입니다.

2. 당뇨약도 본인이 먹으면 당이 잘 떨어지고 부작용이 적은 약을 골라서 처방해 주는 것입니다.

제2형 당뇨병 환자 중에서 인슐린 주사치료를 하는 환자는 양을 줄이거나 끊을 수 있습니다.

개인별 맞춤 식이요법을 시작했을 경우 "설마 음식으로 당이 잘 떨어지겠어." 하고 기존에 맞던 인슐린 용량으로 주사를 맞다가 저혈당이 오는 경우도 있습니다.

27) 개인별 맞춤 식이요법으로 약을 먹지 않고 6개월 만에 완전 정상이 될 수 있나요?

가능합니다.

장○○(65세, 여자)

환자가 병원을 방문했습니다(2월 23일). 건강검진에서 당화혈색소가 8.6%로(정상 5.7% 이하) 당뇨병을 진단받고 치료하러 왔습니다. 본 병원(늘봄의원)의 치료방식을 소개해 드렸습니다.

의사: "첫 번째는 당뇨약을 드시면서 개인별 맞춤 체질 식이요법을 해서 서서히 당뇨약을 줄여가는 방식이 있습니다. 두 번째 방법은 식이요법만 해서 당을 치료하는 방법이 있습니다. 나중에 조절 안 되는 부분만 당뇨약을 소량 먹게 됩니다. 어느 방법으로 하실 거예요?"

두 번째 방법인 당뇨약을 먹지 않고 식이요법만으로 시작하시겠다고 했습니다. 약을 먹지 않고 맞춤 식이요법만 하고 3개월 후(5월 17일) 당화혈색소가 6.3%로 많이 좋아졌습니다(당뇨병 진단은 당화혈색소 6.5% 이상입니다).

당뇨약 복용 없이 맞춤 체질 식이요법으로 일반 병원의 2차 목표에 도달했습니다. 계속하여 약 처방 없이 다시 맞춤 식이요법을 그대로 했습니다. 식이요법 시행 후 6개월 만에(8월 19일) 당화혈색소가 5.4%로 완전 정상(정상: 당화혈색소 5.7% 이하), 즉 완치되었습니다.

약 없이 당뇨병이 치료된 것입니다.

날짜	2월 23일	5월 17일	8월 19일	정상치
당화혈색소(%)	8.6	6.3	5.4	5.7% 이하
경과	첫 진단 시	식이요법 3개월 후	식이요법 6개월 후	
		전 단계	정상 됨	

당뇨병 환자는 평생 약 먹으면서 조절하면서 산다는 고정관념에서 벗어나면 좋겠습니다. 당뇨병도 나을 수 있는 병입니다. 이와 같

이 당뇨병은 음식 등 생활습관으로 인한 병입니다. 또한, 음식 등 생활습관을 바꿈으로써 약 없이도 당뇨병을 치료할 수 있습니다.

"당뇨는 유전이다."라고들 하지만 사실은 같은 음식을 먹고 비슷한 생활을 하기 때문에 생깁니다. 개인별 맞춤 식이요법으로 유전자 스위치를 끊어주어 가족력이 있어도 당뇨병이 좋아집니다.

요즘 당뇨병이 많이 증가하는 것은 부모·형제간에 당뇨가 없는 집에도 많이 발생합니다. 바쁜 현대생활을 하다 보면 인스턴트 식품, 외식을 많이 하게 되어서입니다. 가능한 인스턴트 식품은 피하는 게 당뇨병 예방에 좋습니다.

또한, 본인에게 당이 많이 올라가는 곡류와 과일 중 자기에게 당이 적게 올라가는 음식을 골라서 먹습니다. 안 맞는 음식은 먹어야 할 때는 소식하면 됩니다.

28) 개인별 맞춤 식이요법으로 음식만 바꾸었을 뿐인데 혈당이 많이 떨어지네요

김○○(76세, 여자)

전라남도 순천에 사시는 분이고 서울에 있는 K대학병원에서 당뇨병, 고혈압, 고지혈증으로 치료받으시는데 사위가 본 병원을 소개해 주어서 왔습니다. 인슐린을 하루 1회 주사하다 인슐린 2회 추가되어 부담스러운 모양입니다. 내원 당시 당화혈색소 HgA1c: 8.6%로 당 조절이 잘 되지 않는 상태였습니다.

늘보리, 야채식, 고기, 생선 등 본인에게 잘 맞는 음식은 자주 먹고 덜 맞는 것은 가끔 먹는 개인별 맞춤 식이요법으로 식이 처방하였습니다. 이분 맞춤 식이요법하고 인슐린은 기본 인슐린을 줄이고 추가 인슐린 2가지는 보류하고 개인별 맞춤 식이요법으로 좋아졌습니다.

6개월 후 대학병원 진찰일 방문하여 혈당검사결과 당화혈색소(HgA1c)가 8.6%에서 6.6%로 아주 많이 감소하였습니다. 담당 교수님이 많이 좋아졌다고 매우 좋아하셨답니다. 물론 개인별 맞춤 체질 식이요법을 한다는 것을 교수님은 모르시고서, 인슐린 추가처방이 잘 되었다고 좋아하신 것입니다. 대부분의 의사들은 본인 환자가 좋아지면 기분이 좋아집니다.

날짜	6월 29일	12월 22일
당화혈색소(%)	8.5	6.6
	초진, 늘보리 등	재진
	인슐린, 먹는 약	인슐린, 먹는 약

고구마가 안 맞는 사람이 당이 어느 정도 올라가는지 실제로 측정해 본 결과입니다

부부인데 남편이 당뇨 환자이면서 고구마에 맞는 체질이고, 부인은 당뇨가 없는데 고구마에 덜 맞는 체질이어서 맞는 정도는 먹기 전 혈당을 측정하고, 먹고 나서 2시간에 혈당을 측정해 보라고 했습니다. 놀랍게도 당뇨 아닌 분이 식후 2시간 혈당이 많이 올라갔습니

다. 이분은 고구마 먹을 때는 표준량보다 적게 먹어야 정상범위 내로 혈당이 유지될 수 있습니다. 자주 먹을 경우에는 소식으로, 표준용량으로 먹으려면 가끔 먹으면 됩니다.

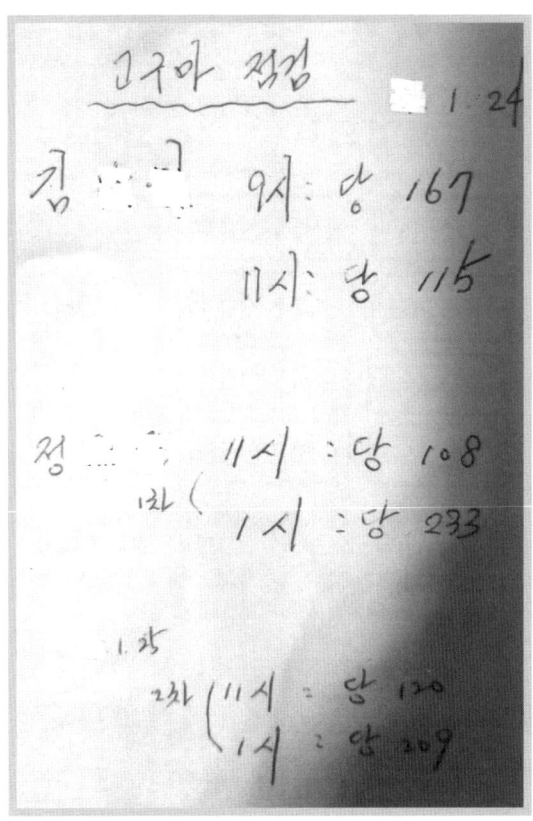

늘봄 김박 Tip

식품군 별 식품 및 1교환 단위량의 예

	열량 (kcal)	탄수화물 (g)	단백질 (g)	지방 (g)	식품의 예
곡류군	100	23	2	–	밥 70g(⅓공기) 죽 140g(⅔공기) 식빵 35g(1쪽) 떡 50g 삶은 국수 90g 고구마 70g 감자 140g

출처: 〈당뇨병 식품교환표 활용지침 제3판〉, 대한당뇨병학회(2010)

위의 여자분이 고구마를 자주 먹게 되면 당이 올라가서 비만이 되거나, 당뇨병이 되거나, 몸 여러 군데 증상을 악화시킵니다.

29) 당화혈색소가 10.7%이었던 분이 약 안 먹고 혈당이 정상으로 조절될 수 있나요?

가능합니다.

김○○(52세, 남자)

처음 방문 시 혈당이 291(정상 140 이하)이었고, 당화혈색소가

10.7%(정상 5.7% 이하)로 처음 병원에서 약 안 먹고 당 조절하고 싶다고 하여 개인별 맞춤 식이요법 테스트를 실시하였습니다. 찰보리가 맞는 체질이어서 식사 준비하는 부인과 같이 와서 다른 병원서 안 하는 방법이므로 테스트를 구경하고 맞는 음식을 자주 해주면 좋은 결과가 나옵니다.

여러 가지 식품을 테스트하고 통곡류는 찰보리가 제일 잘 맞는 것으로 나왔습니다.

소위 **100:1 테스트**를 시행했습니다(맞는 통곡물 100알쯤 올려놓았을 때 맞는 오케이 사인이 강하게 나타나지만 안 맞는 통곡물 1알 추가 시 오링이 힘없이 열립니다).

이 환자는 찰보리 100알을 손바닥에 올려놓고 오링테스트에 손가락 오링이 열리지 않으나 안 맞는 찰현미 1알 올려놓으니까 오링 손가락이 힘없이 열렸습니다. 부인이 이걸 보고 열심히 찰보리밥 등 맞는 것을 자주 먹여서인지 당뇨약을 일절 먹지 않았는데 4개월 만에 거의 정상 당화혈색소 5.8% 소견을 보였습니다.

날짜	1월 29일	2월 25일	5월 20일
당화혈색소(%)	10.7	9.0	5.8
	첫 진단일	1개월 후	4개월 후

30) 인슐린 끊고 약과 음식으로 조절되시는 분

인슐린 맞던 제2형 당뇨병 환자인데 저혈당으로 의식소실이 3일

있어서 약으로만 치료하겠다 방문했습니다.

구복자(67세, 여자)

당뇨병으로 다른 병원 인슐린 맞던 환자입니다.

인슐린을 맞고 저혈당으로 입원했는데, 3일간 의식이 없어서 인슐린을 안 맞고 약으로만 치료하겠다고 내원하였습니다.

당뇨약 3가지와 맞춤 식이요법으로 현재 당화혈색소 6.5%로 잘 유지되고 있습니다. 가끔 맞춤 식이요법을 하십시오.

31) 매일 밤 소주와 삼겹살 안주 먹는 것 두 달 끊은 후 혈당이 어느 정도 떨어질까요?

이○○(63세, 남자)

11월 24일 당화혈색소 8.6%이던 분이 한 달 후 술과 삼겹살 끊은 지 2개월 후 2월 23일 당화혈색소 6.9%로 떨어졌습니다.

날짜	11월 24일	12월 24일	2월 23일
당화혈색소(%)	8.6		6.9
비고	소주+삼겹살 매일 밤 먹는 중	소주+삼겹살 끊기로 결심	소주+삼겹살 2개월 안 먹음

늘봄 김박 Tip

술도 당뇨에 관계되지만, 삼겹살 같은 지방이 많은 음식도 혈당에 영향이 큽니다. 지방이 인슐린 저항성을 높여서입니다.

알기 쉽게 다음과 같이 환자에게 설명을 해주었습니다.

인슐린은 각 세포마다 세포문의 자물쇠를 열 수 있는 만능 키를 가지고 있어 혈당이 높아지면 각 세포마다 인슐린이 가지고 있는 열쇠로 세포의 문의 자물쇠를 열고 당을 넣어줍니다. 그런데 혈중에 지방이 높으면 지방이 열쇠 구멍을 막아 세포문의 자물쇠가 막힌 관계로 인슐린이 세포 문을 열 수 없어 당을 넣어줄 수 없게 되어 핏속에 당이 많이 증가해서 혈당이 높아지게 됩니다. 지방을 많이 안 먹거나 끊으면 다시 인슐린이 당을 세포 속에 넣어줄 수 있어 혈액 속의 당이 줄어듭니다. 12월~2월 소주와 삼겹살 안주를 먹지 않아 좋은 결과가 나왔습니다.

32) 맞춤 약과 맞춤 식이요법으로 당화혈색소 10.8%에서 당화혈색소가 6.0%까지 내려가네요

임○○(60세, 남자)

처음 방문 시 당뇨약을 3가지 사용하고, 당화혈색소가 10.8%였는데 맞춤 당뇨약으로 약을 바꾸고 4개월 만에 8.3%로 내려갔습니다.

맞춤 식이요법 추가로 당뇨약 2가지 먹으면서 2개월 만에 당화혈색소는 6.9%로 떨어져 1차 목표가 달성되었고 3개월 지나 당화혈색소 6.0%로 약용량을 다시 줄였습니다. 식이요법 2개월 후 "요즘은 밥 먹고 나면 힘이 납니다. 전에는 밥 먹고 나면 엄청 졸리고 피곤했었는데요."라는 얘기했습니다.

날짜	1월 7일	5월 10일	9월 7일	11월 18일	2월 27일
당화혈색소(%)	10.8	8.3		6.9	6.0
진료방침	첫 방문일	약만으로	맞춤 식이요법 시작	맞춤 식이요법 시작 2개월 후	맞춤 식이요법 시작 6개월 후
	당뇨약 3가지 전부 교체	당뇨약만 사용	찰보리 등 과일, 야채 등	약 줄임 당뇨약 2가지	3개월 후에 약 1개로 줄일 예정

당뇨병에 대한 관리 원칙

① 입이 즐거우면 몸이 괴로워집니다.

② 당뇨 환자라고 못 먹는 음식은 없습니다.

- 그러나 내가 먹으면 당이 많이 올라가는 음식은 자주 먹지 않습니다.

③ TV나 신문에 나오는 기사는 나에게 맞지 않을 수 있습니다.

- 자막에 개인차가 있다고 써있지만 자막은 곧 없어져서 잘 안 봅니다.

④ 당뇨에 좋다는 영양제, 건강기능식품은 과신하지 않습니다.

- 정확하게 품목을 고르지 않으면 안 먹는 것보다 못할 수 있습니다.

⑤ 영양제는 신문, TV, 옆집 사람, 건강식품 판매자의 말은 듣지 않습니다.

- 그 성분이 내 몸에 필요한 상태지만, 나에게 맞는 제품을 구입하기가 쉽지 않습니다.

- 개인마다 다릅니다.
⑥ 오메가3, 종합비타민 등 나에게 잘 맞는 제품이 있습니다.
- 설명서만 보고 고르지 않습니다.
⑦ 홍삼, 도라지 물도 안 맞으면 혈압, 혈당이 올라갈 수 있습니다.
⑧ 인삼이 맞는 사람도 자기에게 맞는 회사 제품으로 복용합니다.
⑨ 같은 계열의 당뇨약도 제약회사가 달라지면 잘 안 듣거나 부작용이 생길 수 있습니다.
⑩ 보리나 현미 등도 품종에 따라 자기에게 잘 맞는 품종을 골라 먹습니다.
- 찰보리, 늘보리, 쌀보리, 귀리, 찰현미, 일반현미 등
- 당뇨병이 있을 때는 흰쌀은 체질에 상관없이 대부분 덜 맞습니다. 당이 약 없이 조절되면 맞는 걸로 변할 수는 있습니다.
⑪ 식품, 영양제, 치료약이 나에게 맞는 걸로 잘 골라지면 인슐린 주사, 당뇨약을 줄이거나 끊는 것은 쉽습니다.
⑫ 잘 맞는 음식은 자주 먹고 덜 맞는 음식은 가끔 먹거나 소량 먹습니다.
⑬ 술을 많이 마시거나 기름진 안주 섭취는 당뇨병이 더 심해질 수 있습니다.
⑭ 심심풀이로 먹는 과자나 음료로 몸이 망가질 수 있습니다.

14

고혈압

고혈압은 확실한 원인을 알 수 없는 본태성 고혈압이 90% 이상입니다. 대개의 고혈압 환자는 혈압상승과 관련된 특이한 증상이 없습니다. 대부분 우연히 혈압상승을 발견하거나, 건강검진에서 발견되거나, 고혈압성 심뇌혈관질환의 증상이나, 이차성 고혈압을 유발하는 기저질환에 의한 증상이 있을 때 진료실을 찾게 됩니다. 두통은 흔히 혈압상승으로 인한 증상으로 여겨지지만, 중증 고혈압의 경우에 나타납니다. 고혈압과 동반되어 나타나는 두통은 대개 뒤통수 부위에 국한되며 환자가 잠에서 깨어나는 이른 아침에 발생하고, 몇 시간 후에 저절로 사라집니다. 그밖에 혈압상승과 관련이 있을 수 있는 증상으로는 어지러움, 두근거림, 피로, 성 기능 장애가 있습니다.

고혈압성 심뇌혈관질환에 의한 증상으로는 혈뇨, 시야 흐림, 일시적 뇌허혈에 의한 어지러움, 협심증, 심부전에 의한 호흡곤란 등이 있습니다. 드물지만, 대동맥박리나 대동맥류에 의한 흉통도 있을 수 있습니다.

신장 질환이나 갑상선 문제 등 원인이 있는 혈압을 이차성 고혈압이라 합니다. 본태성 고혈압은 서서히 발병하고 증상이 별로 없어서 '소리 없는 살인자'라고도 합니다. 대개 가족력이 있습니다. 고혈압은 우리나라 성인 3명 중 1명인 1,200만 명이 보유한 가장 대표적인 병입니다. 연령이 증가하면서 혈압은 상승하고, 남녀 사이의 혈압 차이가 감소합니다.

고혈압도 증세나 병의 경과는 사람마다 다릅니다. 가족력은 대부분 유전이 아니고 가족이 공유하고 있는 음식 등 생활습관 때문입니다. 유전적 소질이 있더라도 생활습관이 더 관계가 있습니다. 가족력은 후천적으로 바꿀 수 있습니다. 유전자 스위치를 내릴 수도 있습니다.

혈압은 정도가 높을수록, 기간이 길수록 합병증의 위험성이 커집니다. 일반적인 고혈압 기준은 진찰실 내 140/90 이상이고, 가정에서 측정한 혈압이 135/85 이상이면 고혈압 진단의 기준이 됩니다.

혈압의 분류

혈압의 분류		수축기 혈압(mmHg)		이완기 혈압(mmHg)
정상혈압		120 이하	그리고	80 이하
고혈압	1기	140–159	또는	90–99
	2기	160 이상	또는	100 이상

* 정상혈압은 심뇌혈관질환의 발생위험에 가장 낮은 최적혈압

정확하게 혈압을 측정하기 위해서는 검증된 혈압계를 사용하여, 표준적인 방법으로 혈압을 측정하여야 합니다. 커프를 심장 높이에 위치시켜 측정합니다. 만약 커프가 심장 높이보다 아래에 위치하면 혈압이 높게 측정됩니다. 커프는 팔 둘레에 적절한 커프를 사용하여야 하며, 만약 적정 크기보다 작은 크기의 커프를 사용하여 측정하면 혈압이 높게 측정됩니다.

1) 올바른 혈압측정방법

준비단계

- 혈압 측정 전 최소 5분 동안 안정하며, 조용한 환경에서 측정합니다.
- 혈압 측정 30분 이내에는 흡연, 알코올, 카페인을 섭취해서는 안 됩니다.

- 혈압 측정 중에는 이야기하지 않습니다.
- 용변을 본 후에 혈압을 측정합니다.

측정 자세
- 등은 바르게 기대고 앉아서 측정합니다.
- 양발은 평평한 평지 위에 내리고, 발을 꼬지 않습니다.
- 위팔을 테이블에 놓고 가능하면 맨팔 위로 커프를 감고 측정하는 것이 좋으나 옷이 얇을 경우에는 옷 위로 커프를 감고 측정해도 무방합니다.

혈압은 여러 번 측정하고 최소한 2회 이상 측정치의 평균값으로 표시한다. 처음에는 양팔에서 혈압을 측정한 뒤, 수축기 혈압 차이가 10mmHg 이상 지속 시, 다음부터는 혈압 수치가 높은 팔에서 혈압을 측정하며, 수치가 높은 팔을 기준으로 고혈압을 진단합니다. 지속적으로 수축기 혈압 차이가 20mmHg 이상 차이 시, 대동맥축착증이나 상지혈관 협착 같은 혈관질환을 고려해야 합니다.

부정맥이 있으면 혈압은 측정할 때마다 변동이 크기 때문에 3회 이상 측정하여 평균을 내야 합니다. 안정 시 심박수 확인과 심방세동 등 부정맥 발견을 위하여 혈압 측정 시, 맥박을 같이 측정합니다.

손목혈압계는 심장 높이를 맞추지 않으면 부정확하여 일반적으로는 추천되지 않으나, 팔 둘레가 매우 두꺼워서 위팔혈압계 사용이 어려운 경우 검증된 손목혈압계가 사용될 수 있습니다.

개인용 자동 혈압계 사용 시 혈압을 정확히 측정하는 방법

대개 위팔에 장착하며 커프와 본체 연결선이 팔 중앙에 위치하게 해야 중앙선에서 몸쪽에 ART(artery, 동맥)가 있어 정확하게 측정됩니다. 팔 중앙에서 몸쪽으로 만져보면 맥박이 뛰는 곳에 혈압기 센서가 위치하게 됩니다. 대개 혈압기 커프에 사용 설명 그림이 있습니다.

가정혈압측정

가정혈압 측정의 주요 장점은 친근한 환경에서 반복적으로 혈압 측정이 가능하고 상대적으로 비용이 저렴하며, 치료 중인 환자에서 장기적으로 혈압을 추적 관찰할 수 있다는 점입니다.

혈압이 높을수록 심뇌혈관질환 발생 및 사망의 위험이 높으며 약물적, 비약물적 치료로 혈압을 낮추어 그 위험을 낮출 수 있습니다. 심뇌혈관 위험도가 낮아서 고혈압 약물치료를 시작하기 전에 생활요법을 적극적으로 시행할 수 있습니다. 하지만 생활요법의 효과가 미미하다고 판단될 때, 생활요법 시행 중 다른 위험인자가 나타날 때, 환자가 자주 방문하여 지도를 받을 수 있는 여건이 허락되지 않을 때에는 약물치료를 가급적 빨리 시작하는 것이 좋습니다. 일반적으로 생활요법은 약물치료의 대체수단이 아니라, 보조적인 수단으로 간주하는 것이 바람직합니다. 최근에 약은 대부분 값싸고 안전하며, 대부분 생활요법 개선이 이루어지지 않으므로 약물치료는 비용 대비 효과 면에서는 좋은 것으로 생각됩니다.

160/100mmHg 이상의 고혈압 환자군에서 약물치료 효과가 뚜렷이 나타나므로 생활요법과 함께 바로 약물치료를 시작합니다.

고령의 환자에서도 고혈압의 약물치료 효과는 뚜렷합니다. 80세 이상, 노쇠한 노인 환자를 포함한 모든 노인 환자는 수축기 혈압이 160mmHg가 넘으면 약물치료를 시행하고, 140~159mmHg인 경우에도 약물치료에 잘 적응할 것으로 기대되는 건강한 노인은 약물치료를 고려할 수 있습니다. 당뇨병을 동반한 고혈압 환자에서 혈압감소는 심혈관 합병증을 줄이는 데 매우 중요합니다. 비만, 고지혈증, 당뇨병, 운동 부족, 흡연, 동맥경화가 있으면 고혈압이 잘 생깁니다. 몸무게가 늘어나도 혈압이 상승합니다. 혈당이 높으면 혈액이 끈적거려 혈류저항이 커져서 하지 등 구석구석 영양과 산소를 공급하기 위해선 높은 압력이 필요하게 되어 혈압이 높아집니다. 혈당수치가 높으면 교감신경이 자극되어 혈압이 높아집니다.

유산소 운동을 하면 혈관에 있는 근육이 수축과 이완을 합니다. 운동을 하지 않으면 혈관의 근육들이 기능을 상실합니다. 혈압을 조절하는 기능을 심장만 하게 되어 혈압이 오르게 합니다.

고혈압 치료의 목표는 혈압을 조절하여 혈압상승에 의한 심뇌혈관질환을 예방하고, 사망률을 낮추는 것입니다. 심뇌혈관질환이 이미 발생한 환자에게는 혈압을 조절하여 질환의 진행을 억제하고, 재발을 막음으로써 사망률을 감소시키고 삶의 질을 향상시키는 것이 목표입니다. 심뇌혈관질환의 위험이 높은 환자일수록 혈압 치료에 따른 이득이 큽니다. 대부분의 고혈압 임상연구 결과 수축기 혈압을 10~20mmHg 정도, 이완기 혈압을 5~10mmHg 정도 낮추면 뇌졸중은 30~40%, 허혈성 심질환은 15~20% 정도 감소합니다.

고혈압의 치료는 생활습관의 개선과 혈압약 복용으로 분류됩니다. 건강한 식사습관, 운동, 금연, 절주 등과 같은 비약물치료 또는 생활요법은 혈압을 떨어뜨리는 효과가 뚜렷하기 때문에 모든 고혈압 환자, 고혈압 전 단계 혈압인 사람에게도 고혈압의 예방을 위하여 적극적으로 권장합니다. 좋은 생활습관은 고혈압약 1개 정도의 혈압 강하 효과가 있습니다. 또 약물치료를 시행하고 있는 고혈압 환자도 생활요법을 병행함으로써, 복용약의 용량 및 개수를 줄이고 약의 효과를 최대화하며, 부작용을 줄일 수 있다.

2) 생활요법에 따른 혈압감소 효과 비교

생활요법	혈압감소 (수축기/이완기 혈압mmHg)	권고사항
소금섭취제한	-5.1/-2.7	하루 6g이하
체중감량	-1.1/-0.9	매 체중 1kg 감소
절주	-3.9/2.4	하루 2잔 이하
운동	-4.9/-3.7	하루 30-50분, 1주일에 5일 이상
식사조절	-11.4/-5.5	채식 위주의 건강한 식습관*

출처: 〈2020년 일차의료용 근거기반 고혈압 임상진료지침〉, 대한의학회, 질병관리청.

소금 섭취 제한

소금은 혈액을 늘려 혈압을 상승시킬 수 있습니다. 심장 뇌혈관질환, 골다공증, 위암의 위험도 높일 수 있습니다. 하루 소금 섭취를 6g으로 제한하여 혈압을 낮출 것을 권고합니다.

소금의 권장 섭취량은 1티스푼 정도인 하루 6g[소듐 함량(g) x 2.5 = 소금 함량(g)] 이하입니다. 이 정도로 소금을 적게 섭취하면 혈압을 낮추는 효과는 물론 소금을 배설시키기 위해 인위적으로 이뇨제를 복용할 필요가 없어지므로, 이뇨제 복용에 의해 포타슘이 손실되는 것을 막아주고, 요로 칼슘이 배설되는 것을 줄임으로써 골다공증과 요로결석을 예방하는 데에도 도움이 됩니다.

소금에 대한 감수성은 고령자, 비만자, 당뇨병 또는 고혈압의 가족력이 있는 사람에게 더욱 높습니다. 환자가 소금에 대한 감수성이 높을수록 적극적인 저염식을 시행할 때 혈압은 더 효과적으로 낮아집니다. 국, 찌개, 우동, 칼국수, 라면, 짬뽕, 메밀국수는 건더기를 주로 먹습니다. 설렁탕, 곰탕, 전, 만두, 순대, 편육을 먹을 때는 맛을 먼저 보고 소금을 넣거나 간장이나 새우젓을 찍어 먹어야 합니다.

칼륨이 많은 음식을 섭취하면 고혈압을 예방하는 데 도움이 되고, 고혈압 환자의 경우에는 혈압을 낮출 수 있습니다. 칼륨은 소금을 몸 바깥으로 배설시킴으로써 과잉의 염분 섭취로 인한 혈압상승을 억제할 수 있는데, 이때 소금 섭취량이 많을수록 칼륨의 혈압 강하 효과는 더욱 뚜렷합니다. 그러나, 콩팥 기능이 저하된 환자는 칼륨 섭취에 주의가 필요합니다.

3) 소금을 적게 섭취하려면?

집에서 하는 음식은 전에 넣던 소금양의 반만 넣어 조리합니다. 국물을 짜지 않게 만들고, 건더기를 주로 먹고 국물 자체를 적게 먹습니다. 곰탕, 설렁탕 등을 먹을 때는 추가로 소금이나 간장을 덜 넣습니다.

가공식품과 라면, 햄, 소시지 등은 가급적 피합니다. 김치, 깍두기, 젓갈, 장아찌와 같은 짠 음식은 덜 짜게 하여 먹거나 적게 먹습니다.

간식 중에는 짠 것이 많습니다. 오징어, 땅콩, 스낵류 등입니다. 자연재료로 직접 조리된 음식을 먹는 것이 소금 섭취를 줄이는 데 도움이 됩니다.

체중감량

고혈압은 체중과 밀접한 관계가 있고, 체중을 줄이면 혈압이 떨어집니다. 특히 복부비만은 고혈압, 이상지질혈증, 당뇨병 및 관상동맥질환에 의한 사망률과 매우 밀접한 관련이 있습니다. 체중을 줄이는 데 필요한 식사 지침은 거르지 않고 천천히 먹으며, 당분이 많은 음식이나 술 등은 피하고, 빵, 과자, 청량음료 등 불필요한 간식을 하지 않는 것입니다. 섬유소가 많은 음식을 많이 섭취하고, 기름이 많은 음식이나 기름을 많이 사용하는 조리법을 피합니다. 과일과 채소 및 생선을 많이 섭취하고, 콜레스테롤과 불포화지방산을 적게 섭취하도록 합니다.

절주

하루 2잔 이하로 절주하여 혈압을 낮출 것을 권고합니다. 과도하게 술을 마시면 혈압이 상승하고, 고혈압약에 대한 저항성이 올라갑니다. 음주는 알코올양을 기준으로 남성은 하루 20~30g, 여성은 하루 10~20g 미만으로 줄여야 합니다.

운동

운동을 하면 혈압이 낮아지고, 심폐기능이 개선되며, 체중이 줄고, 이상지질혈증이 개선, 스트레스도 해소되는 등 고혈압 환자에게 유익합니다. 속보, 조깅, 자전거 타기, 수영, 줄넘기, 에어로빅 체조 등은 대표적인 유산소 운동이며, 이러한 유산소 운동을 우선적으로 권고합니다. 운동의 강도는 최대심박수(220-연령)의 60~80% 정도 또는 그 이하가 바람직합니다. 일주일에 5~7회 정도로 규칙적으로 실시합니다. 처음 시작할 때는 10~20분 정도 하다가 천천히 연장하여 30~60분 정도를 지속하는 것이 좋고 주 단위로는 90~150분 이상 운동하는 것이 좋습니다. 준비 운동과 마무리 운동을 운동 전후에 5분 정도 하는 것이 좋습니다.

고혈압 환자에서 혈압이 정상으로 유지되고 있을 때는 원칙적으로 운동에 제한을 둘 필요는 없습니다. 합병증이 없는 대부분의 고혈압 환자는 사전에 특별한 검사를 받지 않아도 안전하게 운동량을 증가시킬 수 있다. 그러나, 심장병 기왕력, 가슴 통증, 어지러움, 심한 운동을 해본 적이 없는 65세 이상의 환자, 또는 위험인자가 있는 환자는 운동을 시작하기 전에 전문의를 통해 운동부하검사 등의 정밀검사를 실시하여 평가한 다음에 프로그램에 따라 시행하는 것이 안전합니다.

음식

채식 위주의 건강한 식습관을 가진 채식주의자들은 육식을 주로 하는 사람들보다 혈압이 낮으며, 채식 위주로 식사를 유지하면 고혈압 환자의 혈압이 낮아집니다. 이런 효과는 동물성 단백질 섭취가 없어진 것보다는 과일, 채소, 섬유질의 섭취 증가와 포화지방산 섭취의 감소에 의한 복합적인 효과 때문이라고 봅니다.

4) 고혈압 환자는 음식은 어떻게 먹는 게 좋은가?

현미, 보리, 콩, 율무, 수수, 팥, 조 등을 섞어 먹도록 합니다. 잡곡은 비타민, 무기질, 식이섬유와 같은 좋은 성분이 많이 들어있습니다.

채소는 열량도 낮고 비타민, 무기질, 식이섬유가 풍부하니 충분히 먹어도 좋습니다.

꽃등심, 삼겹살, 갈비, 장어 등 포화지방과 콜레스테롤이 들어있는 식품은 자주 먹지 말고 적게 먹습니다. 닭가슴살과 닭 안심, 등푸른생선을 먹는 것이 혈압에도 도움이 되고 질도 좋은 단백질을 섭취하는 방법입니다.

과일은 매일 먹으면 좋지만 당분 때문에 적정량을 먹는 것이 좋습니다.

우유나 요구르트는 하루에 1~2잔 정도를 마시는 것이 좋은데, 당분이 포함된 것은 피하고 저지방이나 무지방 제품을 선택하는 것이 좋습니다.

땅콩, 호두, 잣, 아몬드에는 비타민과 불포화지방이 풍부하므로 일주일에 서너 번 정도 먹습니다. 튀김이나 부침과 같이 기름을 많이 사용한 요리보다는 찌거나 굽거나 삶아서 조리하는 것이 좋고, 볶음을 할 때는 기름을 적게 사용하는 것이 좋습니다. 기름을 사용할 때는 콩기름, 카놀라유, 포도씨유, 올리브유, 옥수수유 등의 식물성 액체 기름을 사용합니다. 단맛이 나는 설탕, 꿀, 과자, 음료수는 피하는 것이 좋습니다.

5) 방송에서 커피를 하루 몇 잔씩 마시면 몸에 좋다고 하여 믹스커피를 마시고 2기 고혈압 생긴 분

이○○(79세, 여자)

좌 어깨 통증, 우 종아리 통증으로 온 환자인데 혈압을 재니까 180/70이었습니다. 1년 전쯤 TV 건강프로그램에서 커피가 암을 예방한다는 건강프로그램을 보고 커피를 먹기 시작했다고 합니다. 봉지 믹스커피(커피+프림+설탕)를 1년 가까이 먹고 있다고 합니다.

일단 커피를 끊고 일주일 후에 혈압을 측정해서도 높으면 혈압약을 먹든지 식이요법을 해야 한다고 했습니다. 믹스커피를 끊고 일주일 후, 140/70으로 고혈압약을 안 먹고도 많이 내려갔습니다. 심장 질환이나 당뇨가 없으므로 이제 생활습관과 식이요법으로 관리하면 아직은 약을 안 먹어도 됩니다.

커피도 품종에 따라 혈압이 올라갈 수도 있고 안 올라갈 수도 있습니다. 나에게 안 맞는 품종을 먹으면 혈압이 170/100mmHg까지 올라가는 사람도 있습니다.

6) 수박을 먹고도 혈압이 올라갈 수 있나요?

문○○(56세, 여자)

6월 1일, 13:57.

평상시 혈압약을 처방받으러 올 때는 130/80으로 정상이었는데 오늘 진찰혈압은 170/90으로 측정되어 여러 가지 물어보았으나 식사 후 수박을 먹은 것밖에 없다고 했습니다. 커피도 마시지 않았고 다른 차도 마시지 않고 크게 신경 쓸 일도 없고 평상시 먹던 대로 점심식사를 했다고 합니다. 평상시와 다른 점은 점심을 먹고 수박을 먹고 왔습니다. 내일 수박 먹지 말고 와서 혈압을 재보고 높으면 원인을 찾아보거나 혈압약을 추가하든지 하기로 했습니다.

6월 2일, 09:20.

140/90으로 많이 내려갔습니다. 약을 그 용량으로 유지하고 경과를 관찰하기로 했습니다.

고혈압의 합병증인 뇌졸중이나 심근경색증 발작은 겨울철 평균 기온이 섭씨 0℃ 이하나 일교차가 10℃ 이상일 때 잘 발생하고 여름철 기온이 섭씨 30℃ 이상일 때도 잘 생긴다고 합니다. 따라서 고혈압 환자는 기온에 주의해야 하고 특히 냉난방이 과도하지 않도록 해야 합니다.

고혈압 환자들은 겨울철이 시작할 때 주의하여야 하고 실내 온도도 외부와 기온 차가 많이 나지 않게 하여야 합니다. 직장에서는 개인차에 의한 온도 조절이 불가능하므로 의복에 의한 온도 조절이 필요합니다. 특히 겨울철에 따뜻한 실내에서 추운 외부로 나갈 때 갑자기 찬 기온에 몸이 노출되지 않도록 보온에 주의해야 뇌졸중이나 심장 발작을 예방할 수 있습니다.

혈압은 나이가 많아질수록 상승하기 때문에 노인에서 고혈압은 흔히 발견되고 **특히 수축기 혈압만 높은 소위 "수축기 고혈압" 환자가 많습니다.** 즉 확장기 혈압은 90mmHg 이하이나, 수축기 혈압은 140mmHg 이상인 환자를 **수축기 고혈압이라고 하는데 노인에서는 고혈압의 합병증으로 인한 사망률이나 이환율이 확장기 혈압보다 높습니다.** 또한, 노인에서는 큰 동맥이 탄성을 상실하게 되어 맥압(수축기 혈압-확장기 혈압)이 증가하게 되는데 맥압이 커질수록 심혈관질환의 발생이 많고 맥압이 수축기나 확장기 혈압 단독 인자보다도 예후를 예측하는 데 더 유용합니다.

7) 고혈압 약물치료

고혈압약은 평생 먹어야 한다거나, 부작용이 많다는 인식 때문에 **치료받지 않는 사람이 있습니다.** 건강한 생활습관을 유지하면 의사와 상담해서 약을 줄이거나 끊을 수 있습니다. 심뇌혈관질환 고위험인 모든 고혈압 환자 및 2기 고혈압 환자들은 약물치료의 적응이 되며 적극적인 생활요법과 함께 목표 혈압 도달을 위한 적절한 약물치료를 권고합니다.

약을 처음 투여할 때는 부작용을 피하기 위하여 저용량으로 시작합니다. 1차 고혈압약으로 ACE억제제, 안지오텐신차단제, 베타차단제, 칼슘차단제, 이뇨제 중에서 선택하며 적응증, 금기 사항, 환자의 동반 질환, 무증상 장기손상 등을 고려합니다.

현재 강압 작용이 효과적이며 안전성이 입증되고, 부작용도 비교적 경미하여 1차 약제로 사용되고 있는 고혈압약은 크게 5가지로 분류합니다.

1) ACE억제제 또는 안지오텐신차단제
2) 베타차단제(알파-베타차단제 포함)
3) 칼슘차단제
4) 티아지드(티아자이드) 또는 티아지드 유사 이뇨제
5) 기타

안지오텐신전환효소억제제

(angiotensin-converting enzyme, **(ACE)inhibiter)**

[약 종류]

카프릴(capril), 유니바스크(univasc), 레니프린(leniprin), 아서틸(acertil), 에나프릴(enapril), 인히베이스(inhibace), 트리테이스(tritace)

[부작용 및 주의점]

피부발적, 마른기침이 나타나는 경우가 많으며 혈관부종이 드물게 나타나기도 합니다.

안지오텐신Ⅱ 수용체차단제

[약 종류]

디오반(diovan), 코자(cozaar), 아프로벨(aprovel), 프리토(prito), 올메텍(olmetec) 등

[부작용 및 주의점]

어지럼증이 유발되는 경우가 종종 있습니다.

칼슘길항제

[약 종류]

아달라트(adalat), 헤르벤(herben), 이솝틴(isoptin), 니카디핀(nicardipin), 바이프레스(bipres), 노바스크(norvasc), 에니디핀(anydipin), 아모디핀(amodipin), 박사르(vaxar), 올데카(oldecar), 자니딥(zanidip) 등

[부작용 및 주의점]

두통, 어지럼증이 있을 수 있으며, 심계항진, 안면 홍조, 잇몸비대 등의 부작용과 간혹 발목부종이 올 수 있습니다. 자몽주스를 섭취하면 약물의 혈중농도를 높여 부작용을 일으킬 수 있으므로 같이 먹지 않는 게 좋습니다.

이뇨제
[약 종류]
티아자이드, 클로르달리돈
[부작용 및 주의점]
무력감, 다리 경련, 피로감, 통풍발작이 오는 경우가 있습니다. 소수의 환자들에서 발기부전을 호소하는 경우도 있습니다. 운전이나 기계조작 시 졸음, 어지럼증이 있을 수 있으므로 주의한다. 야뇨를 피하기 위해 약은 오전에 복용합니다.

베타차단제
[약 종류]
딜라트렌(dilatrend), 테놀민(tenormin), 켈론(kelon), 알말(almarl), 프라놀(pranol), 렌티블록(rentiblock), 미케란(mikelan), 콩코르(concor), 쎄렉톨(selectol) 등
[부작용 및 주의점]
어지럼증, 시야 몽롱, 수족냉증, 피곤, 우울, 서맥, 중성지방 상승, 저혈당, 천식 증상 악화, 발기부전이 나타날 수 있습니다. 매일 일정한 시간에 복용하며 갑작스런 복용중단은 증상을 악화시킬 수

있으므로 주의가 필요합니다. 천식, 만성기침, 폐기종 등의 폐 질환이 있거나 심장 질환, 간 질환, 신 질환, 당뇨, 갑상선 질환이 있을 때는 복용 전에 의사에게 미리 알릴 필요가 있습니다.

알파차단제

말초동맥을 확장시켜 혈관 내 저항을 감소시키면서 혈압을 낮춥니다. 남성의 전립선비대증 치료에도 효과가 있습니다.

[약 종류]

미니프레스(minipres), 하이트린(hytrin), 카두라(cadura), 카르딜(cardil) 등

[부작용 및 주의점]

기립성저혈압의 위험이 있기 때문에 자기 전에 복용합니다. 발기부전치료제와 함께 먹으면 저혈압 위험이 높아지기 때문에 삼가야 합니다.

8) 같은 성분의 고혈압에도 잘 듣는 회사가 있는가요?

객관적인 지표가 있는 고혈압 환자에서 혈압약 노바○○ 복용에는 혈압이 정상으로 안 내려가지만, 혈압약 아모○○ 복용으로 정상혈압이 됩니다. 둘 다 성분이 암로디핀(amlodipine)제제인데도 그렇습니다. 물론 그 반대인 경우도 있습니다. 아직은 대부분의 같은 성분 약은 비슷한 효과를 보이지만 일부 사람에서는 잘 맞는 약이

있습니다.

다른 병원을 다니다가 이사하여 온 환자의 고혈압 처방전은 아침에 노바○○ 5㎎ 한 알과 저녁에 아모○○ 5㎎ 반 알 처방되어 있었습니다. 오링테스트상 아모○○이 맞는 걸로 나와서 이 환자는 나중에 추가 처방된 것으로 추정된 아모○○을 하루 한 알로 정상혈압이 유지 되었습니다.

고혈압약의 감량 또는 중단

혈압이 수년간 잘 조절되는 환자 중 생활요법을 시행하는 일부 환자에게는 고혈압약을 감량하거나 투약 약물의 개수를 점차 줄일 수 있습니다. 고혈압약을 중단한 이후에는 더 자주 또는 최소한 3개월 간격으로 방문하여 다시 혈압이 상승하는지 점검하며, 생활요법이 지속적으로 실천되고 있는지 주기적으로 점검을 받아야 합니다.

9) 혈압약은 하루 중 언제 복용하는 게 좋아요?

일반적으로 강압제는 아침에 식사 전에 일찍 복용하는 것이 원칙이고 아침에도 혈압이 아주 높은 경우에는 자기 전에 복용할 수도 있습니다.

고혈압 환자는 자신의 혈압이 아침에 높은 조조 고혈압 환자인지를 반드시 확인해 보고 복용 시간을 정하는 것 필요합니다.

10) 고혈압약도 부작용이 있다고 TV 건강프로그램에서 그러는데, 양쪽 다리가 붓는데 이것도 부작용일 수 있나요?

모든 약은 부작용이 생길 수 있습니다.

김○○ (55년생, 여자)

허리 통증 치료하는 환자입니다.

환자: "며칠 전 TV 건강프로그램에서 보니까 고혈압약도 부작용이 있다는데 맞나요?"

의사: "예, 일부 사람은 어떤 종류의 고혈압약에 부작용이 생기는 분이 있습니다. 어떤 증상이 있나요?"

환자: "양쪽 다리가 부어요."

혈압을 측정하니까 130/90으로 혈압은 조절되고 있습니다. 다음에 혈압약 암로○○을 가지고 와서 테스트하니까 덜 맞는 것으로 결과가 나와서 다른 계열의 고혈압약 코○를 처방해 주었습니다. 2주 후에 통증 치료하러 왔는데 혈압은 130/80으로 나오고, 약 바꾸어 먹고 며칠 지나니까 양쪽 다리 부종이 없어졌다고 합니다. 이렇게 고혈압약도 여러 계열의 약이 있으므로 약 복용 이후 몸에 부작용 증세를 보이면 처방해 준 의사에게 상담해 보면 좋습니다.

건강기능식품, 영양제, 비타민도 혈압이 올라가는 부작용을 보일 수 있습니다.

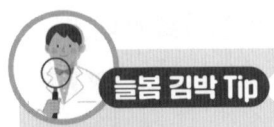
늘봄 김박 Tip

    혈압약 복용은 엄밀한 의미에서 치료의 개념보다는 혈압만 낮추어 주는 대증요법이며 약의 종류도 많습니다. 개인마다 각각의 약에 대한 부작용이 있을 수 있다는 것을 알고 있어야 합니다.

    일부 환자는 약 복용 후 혈압은 정상으로 내려가지만, 부작용 증세를 보이면 담당 의사와 상의하여 약을 바꾸어야 합니다. 어떤 환자는 고혈압약을 바꾸어 주어서 어지럽던 증상도 없어지고 당 수치도 떨어지는 경우도 있습니다.

    예를 들어 고혈압약 텔미잘탄+암로디핀 복합제의 약 설명서에 보면, 텔미잘탄의 부작용 중에 당뇨가 있고 암로디핀 부작용 중에도 고혈당이 나와있습니다.

    이 약을 복용 중인 소수의 환자는 혈당이 올라갈 수 있습니다. 고혈압약을 몇 년 먹은 후 당뇨가 생겼다면 생활습관 변화, 음식섭취 등의 변화가 있었다면 좋은 생활방식, 좋은 음식을 섭취해서 경과를 관찰해 봅니다. 그래도 혈당이 높다면 먹는 비타민 등 영양제를 끊습니다. 그래도 높다면 고혈압약이 원인일 수 있습니다. 다른 고혈압약으로 2~3주 바꾸어 먹으면서 혈당 변화를 관찰합니다. 고혈압약을 본인 마음대로 끊지 않도록 합니다. 일부 환자에서 관찰되는 현상이지만 고혈압약 부작용으로 당뇨병이 발생하여 당뇨약이 추가되는 경우도 드물게 있습니다.

11) 고혈압약을 다른 걸로 바꾸면 통증이 없어질 수 있나요?

가능합니다.

고혈압약의 부작용으로 허리 통증, 관절염, 근육 통증이 올 수 있습니다.

이○○(29세, 남자)

다리, 등 통증으로 통증 치료 중인 환자로, 자주 통증 치료하러 와서 나이가 20대여서 혹 약 먹는 것이 있는지 물어보니까 고혈압약을 먹기 시작했다고 해서 혈압을 측정하니 정상으로 나왔지만 약으로 통증이 더 심해질 수 있으니 고혈압약이 원인인지 알아보자고 약을 가져오라고 해서 테스트하니까 현재 먹는 고혈압약(암로디핀제제)이 맞지 않아 테스트상 맞는 고혈압약(로사르탄)으로 변경 처방했습니다. 약을 먹기 시작한 후 통증이 많이 줄어들어 그 이후에는 고혈압약만 처방받으러 오고 있습니다.

결론적으로 고혈압약이 안 맞았다는 가정이 맞아서 약 교체한 후 약 부작용으로 온 통증이 없어진 겁니다.

12) 고혈압약 3종류를 먹다가 맞는 1가지 성분 고혈압약으로 교체 후 관절염이 없어졌네요

약 부작용으로 생긴 관절염은 약을 교체하면 없어집니다. 더 신기한 것은 고혈압 3종류 먹다가 1가지만 먹는데도 혈압이 잘 조절되면서 손가락 관절염도 없어졌습니다.

이○○ (68세, 남자)

어깨 통증과 무릎 통증으로 치료받으러 오는 환자인데 고혈압약을 3가지 성분을 먹고 있어서 고혈압약을 1가지 먹도록 해보자고 했습니다. 3종류 중에 안 맞아서 통증 질환이 심해질 수 있기 때문입니다.

계속 먹던 약은 암로디핀 성분 고혈압약과 발사르탄 성분의 혈압약이 들어있는 복합제와 다른 약은 다이크로○ 한 알로 복용하고 있었습니다. 두 알 다 맞지 않아 오링테스트상 맞는 펠로디핀성분 혈압약으로 한 알만으로 처방했습니다. 2달 후 통증 치료하러 와서, "나 이제 주먹을 꽉 쥘 수 있어요. 전에는 다섯 손가락 관절들이 부어서 주먹을 꽉 쥘 수 없었거든요?"

안 맞는 약은 맞는 약으로 먹으면 한 알로도 가능합니다. 병원에서는 대부분 혈압이 조절되지 않으면 같은 약의 용량을 늘리거나 다른 계열의 약을 추가하게 됩니다. 식이요법을 잘하지 못하는 상황일 때는 약이라도 맞는 것으로 교체하는 게 좋습니다.

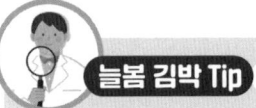
늘봄 김박 Tip

약의 부작용으로 생긴 관절염이 약을 바꿈으로써 없어졌네요. 약도 한 종류만 먹어서 혈압도 잘 조절됐습니다. 3가지 성분의 혈압약을 쓰던 사람도 1가지 고혈압약으로 조절될 수 있습니다.

그런데 고혈압약, 고지혈약, 당뇨약의 종류는 많습니다. 잘 듣는 약, 소수에서 생길 수 있는 부작용 있는 약은 사실상 고르는 게 쉽지 않습니다. 앞으로는 유전자검사 등으로 맞는 종류의 약을 골라주는 시대가 열릴 것입니다. 그때까지는 간단한 오링테스트로 골라 처방할 수 있습니다.

고혈압 환자에서도 일반적으로 혈압약 먹고 혈압이 떨어지면 의사들은 맞는 약이라고 판단합니다. 그러나 일부 환자는 고혈압약을 먹고서 혈압은 정상으로 되지만 요통, 관절염, 당뇨병이 생기는 경우가 가끔 있습니다. 실제로 다른 혈압약으로 교체해 주면 관절염 약을 먹지 않아도 관절이 아프지 않습니다. 관절염이 없어집니다. 이런 경우는 그 약의 부작용으로 관절염이 생긴 것입니다.

코피 자주 터져 대학병원에서 검사했으나 원인을 찾지 못하는 환자를 유명 홍삼제품을 먹지 못하게 하여 코피 터지는 증상을 고친 경우도 있습니다. 홍삼제품을 먹으면 혈압이 올라가서 코피가 터집니다.

커피를 마시고 혈압이 많이 올라간 환자도 있습니다. 가래를 삭이기 위해 도라지물을 먹어서 혈압이 올라가는 사람도 있습니다.

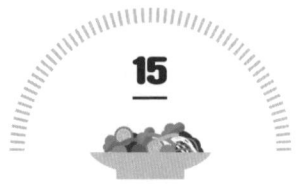

고지혈증

  지질은 세포와 세포막을 구성하는 성분, 스테로이드 호르몬의 재료, 담즙의 원료가 되며, 따라서 생명유지에 꼭 필요한 영양소입니다. 섭취된 지질은 몸속에서 호르몬 합성에 쓰이거나 뇌 발달 및 유지 등 여러 과정에 쓰이게 됩니다.

  30세 이상 성인의 절반(47.8%)인 약 1,600만 명이 이상지질혈증을 가지고 있으며, 이는 남자는 10명 중 6명(57.6%), 여자는 10명 중 4명(38.3%)에 해당합니다.

  지방이 포함된 음식을 너무 많이 먹으면 혈액 중에 콜레스테롤이 많아져 동맥혈관의 안쪽 벽에 쌓여서 혈관이 좁아지거나 막히므로 병이 생깁니다. 이것이 바로 주로 혈관에 기름기가 많이 쌓여서 혈관이 좁아지고 막히는 병인데, 동맥경화증이라고 합니다. 대표적인 질병으로는 심장병(협심증, 심근경색증), **심장마비, 중풍**(뇌졸중), **말초 혈관질환** 등이 있습니다. 동맥경화증을 일으키는 질환으로는 고혈압과 당뇨 등이 있습니다.

고지혈증의 종류는 원인이 명확지 않은 원발성과 원인이 있는 이차성이 있습니다. 이차성의 원인은 당뇨병, 갑상선기능저하증, 콩팥증후군, 폐쇄황달, 쓸개돌, 간암 등이 있고 약물로 오는 경우는 스테로이드, 에스트로겐, 고혈압약(베타차단제, 티아지드)이 있으며 고열량식, 알코올, 스트레스, 운동 부족, 임신 등으로 옵니다.

콜레스테롤의 85% 정도가 간에서 만들어지고 15% 정도가 음식으로 보충됩니다. 콜레스테롤을 낮추는 약인 스타틴 약을 먹으면 간 수치가 올라갈 수 있습니다. 또한, 스타틴은 심장마비를 예방하는 코엔자임 Q10 수치는 줄어들어 드물게 심장마비가 올 수도 있습니다.

고지혈약인 스타틴은 일부 환자에게 근육통, 신경통, 발기부전도 일으킬 수 있습니다. 스타틴 복용으로 고혈당이 될 수도 있습니다.

잡곡이나 현미, 통밀 등의 통곡 식품의 섭취 비중을 높이고, 그 외 채소, 콩류, 생선류, 과일류, 유제품 등의 식품이 포함된 식사가 도움이 된다고 합니다. 여러 연구 결과들을 근거로 채소와 과일을 충분히 섭취하는 것이 질병의 예방 및 치료에 도움이 된다고 하지만, 우리나라 사람들의 식사에서 탄수화물이 차지하는 비율이 비교적 높은 편이며, 과일이 정규 식사의 한 부분으로 포함되기보다는 후

식, 간식 등으로 추가해서 먹는 식생활 양식을 가지고 있기 때문에, 과일을 충분히 섭취하라고 강조할 경우 과일 속의 단순 당 섭취가 늘어날 수 있어 주의가 필요합니다. 1일 200g 정도의 과일섭취가 적당하다고 합니다.

200g에 해당하는 과일은 사과 작은 것 1개, 귤 2개, 오렌지 1개, 참외 작은 것 1개, 토마토 1개, 키위 2개, 감 1개 등입니다.

1) 믹스커피(하루 6잔 마시던) 끊고 내 몸에 맞는 블랙커피 마시고 고지혈증약 안 먹고서 정상이 될까요?

가능합니다.

전○○(75세, 남자)

어깨 통증, 허리 통증으로 통증 치료받는 환자인데 혈액검사상 총 콜레스테롤 268mg/dL(정상: 200mg/dL 이하), LDL 콜레스테롤 184mg/dL(정상 100mg/dL 이하)로, 고지혈약을 먹어야 할 상태로 결과가 나왔습니다.

환자: "약 안 먹고 하는 방법이 없을까요?"

의사: "믹스커피 하루 6잔씩 먹는 것을 블랙커피로 바꾸고 과자 먹지 말고 한번 시작해 봅시다." 그다음 주에 어깨, 허리 통증 치료 받으러 왔습니다.

환자: "저번 주에 무거운 것을 들지도 않았는데 어깨, 허리가 더

많이 아프네요."

　의사: "다음 주 오실 때 집에서 먹기 시작한 블랙커피 가지고 오세요. 커피도 나에게 맞지 않으면 통증이 더 심해질 수 있습니다."

　집에서 먹기 시작한 블랙커피가 몸에 많이 안 맞아서 기존 어깨, 허리 통증이 더 심해졌다는 가정하에서 커피를 가져오게 한 것입니다.

　그래서 저는 구하기 쉽고 타기 편한 봉지 블랙커피 일회용을 준비했습니다. 맥심 봉지 블랙커피를 각각 노란색 봉지, 빨간색 봉지를 준비했습니다. 역시나 집에서 가지고 온 블랙커피가 2종류였는데 그 커피가 환자에게 맞지 않고 병원에 준비한 봉지 블랙커피도 노란색 봉지(커피 원두: 페루산 35%, 콜롬비아산 20%)인 것은 안 맞고 빨간색 봉지(커피 원두: 베트남산 55%, 브라질산 20%)인 것은 맞아서 몇 개 집어주면서 "빨간색 봉지 블랙커피 사 드세요." 했습니다.

　다음 주 월요일, 그 환자분이 일찍 병원을 방문했습니다.

　환자: "토요일 오후 어지러워서 우리 병원은 오전 진료만 해서 옆 병원에 가니까 저혈압이래."라고 했습니다. 혈압 측정결과 90/70으로 저혈압이었습니다. 그래서 먹고 있는 혈압약을 반 알 먹으라고 했습니다. 고지혈증은 2월에 검사했을 때 고지혈약을 먹지 않았지만 정상으로 돌아왔습니다.

날짜	8월 17일	2월 13일	정상치
총콜레스테롤(mg/dL)	263	148	<200
LDL 콜레스테롤(mg/dL)	184	77	<100

늘봄 김박 Tip

　개인별 맞춤 치료는 개인마다 차이가 있어 대량 통계가 어려워서 주로 숫자가 있는 병인 고혈압, 당뇨병, 고지혈증 등을 가지고 있는 환자에게 해야 객관적으로 판단할 수 있어서 주로 숫자 있는 병에서 많이 시행했습니다.

　이 환자도 문진 결과 믹스커피(소위 3박자 커피, 커피, 설탕, 프림)를 하루 평균 6잔 먹는다고 해서 이게 제일 원인일 가능성이 높아서 블랙커피로 생활습관을 바꾸면 되겠다 생각하여 시작했습니다.

　그런데 집에서 먹기 시작한 원두커피가 이분에게는 맞지 않아서 어깨, 허리 통증이 평상시보다 증가했습니다. 커피뿐만 아니라 나에게 많이 안 맞는 것을 먹으면 내가 아픈 증상(통증 질환, 위장 질환, 피부 질환, 소변 증상, 어지럼증 등)이 더 심하게 됩니다.

　이 환자 집의 블랙커피가 안 맞는 것으로 생각되어 타 먹기 편한, 그리고 가지고 다니기 편한 걸 찾아보니까 마침 있었습니다. 일단 인터넷으로 맥심 일회용 봉지 블랙커피를 구입했습니다. 노란색 봉지 블랙커피는 페루, 콜롬비아산 커피 원두를 주로 사용하였고, 빨간색 봉지 블랙커피는 베트남, 페루, 브라질 등의 커피 원두를 사용하였습니다.

　이 환자는 겉봉투가 빨간색인 블랙커피가 맞아서 먹은 결과 혈압도 떨어지고 고지혈도 정상이 되고 어깨, 허리 통증도 줄었습니다.

　어느 정도인지 정확하게 확인하고 싶으면 먹기 전 혈압과 혈당을 측정하고 먹고 난 후 30분, 1시간, 2시간 혈압과 혈당을 측정하여 어느 정도 올라가는지 보고 허용량을 결정할 수도 있습니다.

지질은 바로 지방에 해당하며, 인체의 구성과 유지를 위해 필요한 영양소 중의 하나이므로 음식물을 통해서 섭취해야 합니다. 지질은 세포와 세포막을 구성하는 성분, 스테로이드 호르몬의 재료, 담즙의 원료가 되며, 따라서 생명유지에 꼭 필요한 영양소입니다. 섭취된 지질은 몸속에서 호르몬 합성에 쓰이거나 뇌 발달 및 유지 등 여러 과정에 쓰이게 됩니다.

지방이 포함된 음식을 너무 많이 먹으면 혈액 중에 콜레스테롤이 많아져 동맥혈관의 안쪽 벽에 쌓여서 혈관이 좁아지거나 막히므로 병이 생깁니다. 이것이 바로 주로 혈관에 기름기가 많이 쌓여서 혈관이 좁아지고 막히는 병인데, 동맥경화증이라고 합니다. 대표적인 질병으로는 심장병(협심증, 심근경색증), 심장마비, 중풍(뇌졸중), 말초혈관질환 등이 있습니다. 동맥경화증을 일으키는 질환으로는 고혈압과 당뇨 등이 있습니다.

* 30세 이상 성인의 절반(47.8%)인 약 1,600만 명이 이상지질혈증을 가지고 있으며 남자는 10명 중 6명(57.6%), 여자는 10명 중 4명(38.3%)에 해당합니다.

2) 고지혈증 시 권장 식품

- 생선, 기름기 적은 살코기, 콩, 두부, 닭고기, 오리고기는 껍질을 제거한 고기
- 달걀흰자

- 탈지유, 저지방 우유, 저지방 치즈
- 참기름, 들기름, 올리브유, 카놀라유, 옥수수유 등 식물성기름
- 호두, 잣, 아몬드, 땅콩 등 견과류
- 고등어, 꽁치, 삼치 등 생선기름
- 잡곡이나 통밀
- 해조류, 과일, 채소

3) 고지혈증 시 피할 음식

- 내장류, 비계, 튀긴 닭, 햄, 소시지, 베이컨
- 달걀노른자, 생선 알
- 코코넛기름, 버터, 돼지기름, 소기름, 쇼트닝, 베이컨, 마요네즈
- 달걀이나 버터가 들어간 빵, 케이크, 카스테라, 파이, 과자, 쿠키 등
- 기름기가 많은 국, 크림수프 등

4) 고지혈증약 끊어도 맞춤 식이요법으로 고지혈증이 오지 않습니다

문○○(58세, 여자)

개인별 맞춤 식이요법으로 콜레스테롤 약을 끊기로 했습니다. 고지혈약 끊고 개인별 맞춤 식이요법으로 찰현미, 야채, 고기 등

으로 식사를 하고 4개월 후 혈액검사상 고지혈 수치는 정상을 유지하고 있습니다.

날짜	2월 22일	6월 1일	정상치
총콜레스테롤(mg/dL)	110	157	200 이하
HDL 콜레스테롤(mg/dL)	38	52	40 이하
LDL 콜레스테롤(mg/dL)	44	90	100 이하
중성지방(mg/dL)	152	52	150 이하

5) 고지혈증약을 먹어야 할 상태인 분도 식이요법으로 약을 먹지 않을 수도 있나요?

가능합니다.

생활습관을 바꾸어 고지혈증 시 권장 식품을 자주 먹고 피할 식품을 가끔 먹고, 운동도 하여 몸무게도 줄이면 가능합니다.

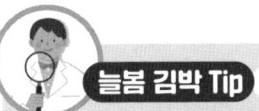
늘봄 김박 Tip

부부가 건강검진을 받았는데, 고지혈약을 먹지 않고 약 없이 고지혈증을 조정하고 싶어 하여 건강에 고위험 상태가 아니어서 체질 식이요법을 각각 처방했습니다. 2개월쯤 실행하여 좋아졌습니다.

6) 부부가 같이 고지혈증을
   개인별 맞춤 식이요법, 생활요법으로 이겨냈습니다

결과를 본인이 정리하여 보내서 그대로 올려봅니다.

○ 기간: 2023.3.8. ~ 2023.4.30
○ 기본 방향: 채식 위주, 단백질은 콩, 생선 위주로 섭취, 인스턴트 식품 배제
○ 결과:

	남성(64세)		여성(60세)	
	23.2월	23.5월	23.2월	23.5월
Total	261	179	275	195
HDL	61	49	117	68
LDL	203	107	179	104
TG	84	64	13	38
체중	80kg	74kg	54kg	52kg

약자
TOTAL: 총콜레스테롤   HDL: HDL콜레스테롤   LDL: LDL콜레스테롤   TG: 중성지방

○ 식이요법 실천내용
▷ 채식
- 채소 위주 식단으로 재구성하였으며, 아침식사는 주로 샐러드와 곡물 식빵 1조각 및 음료로 구성하였다.
- 샐러드

상추 혹은 양상추를 베이스로 하였다.

오이, 당근, 양파 적당량을 추가하였다.

딸기, 사과, 아보카도 등 과일도 적당량을 추가하였다.

드레싱은 오일 드레싱(올리브 오일, 발사믹 식초)을 소량 추가하였다.

— 채소볶음

가용한 채소를 식용유를 최소한으로 사용하면서 볶았다.

가지, 호박, 버섯, 아스파라거스, 양파, 파프리카 등을 사용하였다.

소금, 후추로 간을 맞췄다.

반찬으로 주로 활용하였다.

▷ 탄수화물

— 통곡물 식빵을 조식에 한 조각 섭취하였다.

— 밥은 잡곡과 백미를 1:1 혼합하였고, 가끔 완두콩, 콩 등을 추가하였다.

— 잡곡으로는 찰보리, 기장, 귀리, 찰현미 등을 사용하였다.

— 매끼 ½공기 이하로 섭취하였다.

▷ 단백질

— 콩류에서 섭취를 근본으로 하여, 두부, 낫또, 콩 간 물을 1회/일 섭취하였다.

— 생선(고등어, 임연수, 연어 등)을 평균 1회/2일 정도 섭취하였다.

달걀은 1일 2알 섭취하였다(한 알은 노른자 제거).

— 닭 가슴살은 샐러드에 일부 추가하여 2회/1주 정도 섭취하였다.

닭백숙 2회 섭취하였다(껍질 제거).

기간 중 오리고기 2회 섭취하였다(껍질은 가급적 제거하였다).
- 기간 중 돼지고기 3회(돼지 불고기), 소고기는 1회 섭취하였는데, 비계 제거는 하지 않았다.

▷ 견과류
- 간식으로는 주로 땅콩을 섭취하였다.
- 그 외 아몬드, 호두 등 견과류를 섭취하였다.

▷ 음료
- 커피는 드립커피를 조식 시에 마셨다.
- 외부에서는 아메리카노를 마실 경우(3~4번) 거품은 최대한 걷어냈다.
- 아몬드브리즈를 조식 시에 음료로 주 1~2회 사용하였다.
- 콩 간 물을 주 2회 조식에 음료로 사용하였다.

▷ 음주
- 집에서 석식 시에 주 3~4회 정도 음주하였다.
- 음주량은 와인 2잔 혹은 막걸리 ½병 수준이었다.
- 외부 모임은 평균 주 1회였고, 육류 섭취는 최대한 자제하였다.

○ 운동
- 운동은 주 5회 정도 실시하였다.
- 남성은 만 보 이상 걷기를 주 4회 이상 실시하였다.
- 여성은 수영 주 2회 포함, 주 4회 이상 실시하였다.

- 걷기코스는 평지코스 혹은 약간의 산행도 포함된 코스를 걸었다.
- 산행은 기간 중 3회 실시하였다.

7) 고지혈약도 당뇨 환자가 혈당이 올라갈 수 있나요?

고지혈약의 부작용으로 혈당이 올라갈 수 있습니다.

66세 남자 환자는 평소 당화혈색소가 6.8% 부근이다가 어느 날 갑자기 당화혈색소가 8.0%로 높아져 식이 등 특별한 변동사항 없고 대학병원이 S대병원으로 바뀌었다고 합니다. 약은 고혈압약, 당뇨약, 고지혈약을 먹었는데 고지혈약만 달라져 있었습니다. 오링테스트상 과거 먹던 약이 맞아서 새로운 병원의 고지혈약은 끊고 Y대병원에서 과거 장기적으로 먹던 고지혈약을 먹고 한 달 후 당화혈색소가 7.3%로 떨어졌습니다. 전 병원의 고지혈약은 개발순서로 보면 구약인 바이○○에 이 환자는 맞고 새로 처방받은 신약인 로수○은 안 맞아서 당이 올라감을 관찰할 수 있었습니다.

8) 초콜릿 먹어도 고지혈증이 될 수 있나요?

될 수 있습니다.
등산 가면서 초콜릿 먹고 고지혈증이었던 분 초콜릿 끊고 좋아진

분을 소개합니다.

이○○(67세, 남자)

건강검진에서 고지혈증으로 진단받아 고지혈증약을 먹으면서 설사병이 생겨 이분에게 안 맞는 고지혈증약이라서 원인분석결과 등산갈 때 먹는 초콜릿이 원인일 가능성이 높아서 고위험인자가 없어서 초콜릿 끊고 약 먹지 않고 한 달 후 검사하기로 결정했습니다. 한 달 후 고지혈증이 많이 좋아졌습니다.

	검진 시	초콜릿 끊고
총콜레스테롤(mg/dL)	251	206
HDL 콜레스테롤(mg/dL)	73	55
LDL 콜레스테롤(mg/dL)	192	129

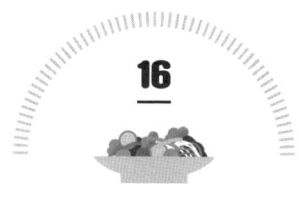

16

통증

1) 통증 질환을 음식으로 완화시켜 좀 더 편안하게 살아봅시다

　오랜 시간에 걸친 식사와 생활습관의 변화가 약물이나 수술에 비해 혈액순환을 더 잘 개선합니다. 식습관을 바꾸거나 식품보조제를 섭취하는 것만으로 체내 조직이 강화되어 질병을 예방할 수 있습니다.

　수년 동안 당뇨병을 앓으면 다리나 발에 통증을 느끼기도 합니다. 혈당수치가 높아져서 신경에 독성효과가 나타났거나, 신경에 영양분을 공급하는 혈액순환이 나빠졌기 때문입니다. 대부분의 환자는 시간이 갈수록 신경계통과 혈액순환이 점점 나빠집니다. 식습관 개선과 운동으로 혈당을 낮추고 혈액순환은 개선되어 통증은 빨리 치료됩니다.

영양소가 통증을 치료하는 방법은 부상부위의 통증을 완화시키고, 신체의 염증 반응을 진정시키며, 통증 신경이 통증을 느끼지 않도록 하고, 뇌 안에서 통증 감수성을 낮추기도 합니다.

관절염이라면 통증과 함께 관절의 손상을 막는 것이 우선입니다. 흉부 또는 암으로 인한 통증이라면, 병의 진전을 막는 음식을 먹어야 합니다. 혈액순환을 개선하면 요통이나 심장통에만 좋은 것이 아니라, 당뇨병성 신경통 치료에도 도움이 됩니다.

요통이 오면 우리는 무거운 것을 들었다거나, 자세가 뒤틀렸다거나, 물렁한 매트리스에서 잤다거나, 골다공증에 걸리거나, 디스크가 잘못되어서 그럴 것이라고 생각할 뿐, 식습관 때문이라 생각하지는 않습니다. 최근 연구에서 음식이야말로 일상생활에서 허리 충격의 회복력을 결정하는 중요한 요인입니다. 다시 말해 잘못된 음식섭취는 만성 요통으로 이어질 수 있습니다.

가능하면 수술은 피하는 게 좋습니다. 수술 후 일부 사람들은 통증이 줄지 않습니다. 허리질병이 없는 건강한 사람 20%가 디스크가 돌출되어 있고, 손상된 디스크가 저절로 낫습니다.

침대에 눕지 않고 움직였던 환자들은 누워서 쉰 환자들에 비해 훨씬 더 빠른 회복을 보였습니다. 유산소 운동은 척추관협착증에도 효과적입니다. 허리 통증이 요골동맥경화로 온 것이라면 저지방, 저콜레스테롤 식단과 규칙적인 운동, 금연, 그리고 스트레스 관리가 필요합니다. 그리고 적절한 식습관 관리로 동맥경화를 예방합니다.

디스크와 척추뼈가 한번 퇴화하면, 동맥의 혈류를 개선하는 것만으로 퇴화된 디스크와 척추를 복구하기가 쉽지 않습니다. 하지만 향후 병이 악화되는 것은 막을 수 있습니다.

닭고기와 생선, 소고기는 혈류를 개선하는 데 효과적이지 않습니다. 통곡물, 야채, 과일 콩에는 콜레스테롤과 지방이 거의 없습니다. 저지방 채식, 간단한 운동, 숙면, 스트레스가 적은 생활습관은 혈액의 콜레스테롤을 크게 줄이고 혈관이 좁아지지 않도록 하는 것뿐만 아니라, 동맥이 자생력을 통해 노폐물 덩어리를 씻어내는 작용을 합니다.

뇌에서 세로토닌 수치를 높이는 트립토판이라는 아미노산도 허리 통증 완화에 도움이 됩니다. 세로토닌은 뇌에 있는 화학물질로, 통증, 수면, 기분을 좌우합니다. 음식으로는 감자, 쌀, 파스타, 빵과 같은 탄수화물이 높은 식품을 먹는 게 좋습니다. 생강은 근골격계 질환의 염증을 줄이는 데 효과가 있습니다.

2) 두통 유발 음식

유제품(전유, 탈지유, 치즈, 요거트 등), 초콜릿, 달걀, 감귤류 과일, 육류(소고기, 돼지고기, 닭고기, 칠면조고기, 생선 등), 밀(빵, 파스타 등), 견과류와 땅콩, 토마토, 양파, 옥수수, 사과, 바나나, 주류(특히 레드와인), 카페인이 포함된 음료(커피, 차, 콜라), 글루탐산나트륨, 아스파탐 같은 인공 감미료 등으로 두통이 잘 올 수 있습니다.

개인마다 음식이 조금 다를 수 있습니다. 두통이 왔을 때 위의 음식을 먹었는지 체크해 봅니다.

어떤 음식이든지 두통이 왔다면 먹지 않도록 합니다. 그리고 1~2주 지난 후에 증상이 있던 음식을 다시 먹어보고 최종적으로 확인합니다.

커피는 어떤 사람들에게는 두통을 유발하지만, 규칙적으로 마시는 사람들에게는 하루만 쉬어도 카페인 금단으로 두통이 올 수 있습니다.

카페인은 보통 아스피린, 아세트아미노펜, 이부프로펜 약의 효능을 증진시키는 역할을 합니다. 반대로 커피에 있는 이 진통제효과 때문에 카페인 섭취가 중단되었을 때 두통이 유발되기도 합니다.

3) 두통에 안전한 음식

현미, 체리, 크랜베리, 배, 자두, 아스파라거스, 브로콜리, 근대, 케일, 시금치, 껍질콩, 호박, 고구마, 토란

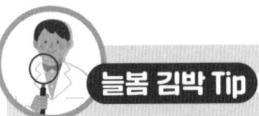

커피도 나에게 맞는 품종이 있습니다. 안 맞는 품종의 커피를 먹으면 혈압이 올라갈 수 있습니다. 또한, 통증이 심해질 수 있습니다. 평상시 고혈압약 먹어서 120/80mmHg로 조절되는 분인데 선물 받은 커피를 마시

고 나서 170/100mmHg로 혈압이 많이 올라가는 분도 있습니다. 대개 안 맞는 품종의 커피를 먹으면 소변을 자주 보고 싶고 밤에 잠이 오지 않을 수 있습니다. 소변 마려워 밤에 자주 깰 수 있습니다. 가끔 안 맞는 커피를 계속 먹어서 남자들의 경우 전립선비대증으로 진단되어 전립선비대증 약을 먹는 경우도 있습니다. 다른 커피를 사서 먹고서 바빠서 전립선비대증 약이 떨어져서 약을 못 먹었는데 전립선비대증 증상이 없어져서 계속 약을 안 먹어도 전립선비대증 증상이 없어지는 경우도 가끔 있습니다.

4) 관절염 유발 음식

유제품, 옥수수, 모든 육류, 밀, 오트밀, 호밀, 달걀, 감귤류 과일, 바나나, 감자, 토마토, 견과류, 커피, 초콜릿, 엿기름, 아질산염, 사탕수수, 설탕 등의 음식을 섭취했을 때 관절염이 심해집니다.

5) 관절염에 도움이 되는 음식

현미, 체리, 크랜베리, 배, 자두, 아스파라거스, 브로콜리, 근대, 케일, 시금치, 껍질콩, 호박, 고구마, 토란

6) 골관절염 치료

퇴행성 관절염이라고도 하는데 손, 손목, 엉덩이, 무릎, 발, 어깨, 척추관절 사진이나 영상을 잘 살펴보면 골극과 물렁뼈가 손상되어 있음을 알 수 있습니다.

개별적인 관절염 치료 전에 과중한 체중 줄이기입니다. 4.5kg이 늘어날수록 무릎관절염 위험은 30% 증가한다고 합니다. 과체중은 손 골관절염 위험 역시 증가시킵니다. 우리 몸의 지방세포는 에스트로겐을 만드는데, 에스트로겐이 과도하면 어떤 이유에서인지 관절에 손상이 옵니다. 남성보다 여성 골관절염 환자가 더 많다는 사실이 이러한 의견을 뒷받침합니다. 특히 자궁섬유종과 같이 에스트로겐이 많을 때 오는 증상이 있는 경우는 더 빈번합니다. 지방이 많은 음식(육류, 유제품, 튀긴 음식, 식물성기름)을 피하고 곡물, 야채, 과일, 콩을 자주 섭취하면 굳이 칼로리를 따져가며 먹지 않아도 몸무게는 줄어들게 되어있습니다. 또한 저지방 고섬유질식사를 하면 혈액 내의 에스트로겐 수치가 건강한 수준을 되찾게 됩니다.

7) 턱관절 질환

성인 3~4명 중 1명은 턱관절 질환을 겪고 있습니다.

턱관절 질환이 있을 때는 입을 움직이는 범위가 좁아지고, 턱을 제대로 닫기가 어려워지며, 만지기만 해도 통증을 느낍니다. 자동

차사고, 추락, 치과 진료 중 오랜 시간 입을 벌려야 할 때 오는 턱의 과신전 등과 같은 외상 때문에 올 수 있습니다.

하지만 편두통, 두개강 뇌종양, 동맥류, 심지어 전혀 다른 질환임에도 턱관절 질환과 유사한 증상을 느끼는 경우도 있습니다. 치료 없이도 나을 수 있고 1~2년 증상이 지속될 수도 있지만, 일정 기간이 지나면 자연스럽게 없어집니다.

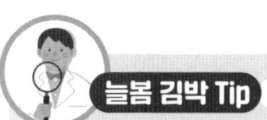

두통, 목 통증, 어깨 통증, 허리 통증, 무릎 통증, 발목 통증 등 부위와 관계없이 음식, 약, 건강기능식품, 비타민 등도 나에게 맞는 걸 먹을 때는 통증이 많이 완화되지만 나에게 맞지 않는 것을 먹을 때는 통증이 더 심해집니다. 심지어는 고혈압(암로디핀 성분 약)약을 처방받고 나서 허리 통증이 심해진 경우도 있습니다. 통증을 심해지게 하는 음식도 체질마다 다릅니다. 옥수수, 토마토, 견과류로 예를 들면 안 맞는 체질은 통증이 심해지지만 맞는 체질은 통증이 심해지지 않습니다.

8) 옥수수 먹으면 통증이 더 심해질 수 있나요?

옥수수에 안 맞는 체질일 때는 통증이 더 심해집니다.

한○○(82세, 남자)
옥수수를 먹고서 좌측 장딴지 통증과 우측 5번째 손가락이 평상시보다 더 아프다고 해서 옥수수를 끊으라고 하니까 통증이 원래 상태로 되었답니다.

전○○(71세, 남자)
"저번 주 무거운 것 들지도 않았는데 어깨, 허리가 더 아프다."고 해서 여름 옥수수철이라서 "혹시 옥수수 먹었는가?" 물어보니 "애들이 보내주어서 먹고 있다."고 합니다. "통증이 심해지지 않을 정도로 반 개 정도 먹어보라."니까 평상시와 비슷해졌다고 합니다. 음식이 안 맞아도 개인마다 통증을 일으킵니다. 안 맞는 음식물도 개인마다 양이 조금씩 다릅니다(주량 다르듯이).

대부분의 환자들이 좋아지는 것은 얘기하지 않고, 나빠지는 것은 많이 아프니까 얘기들을 많이 하십니다.

9) 요통, 관절염도 혈압약이 안 맞아서 올 수 있습니다

김○○(65세, 남자)

혈압이 계속 높아서 고혈압약(노바○○)을 처방받아 복용하고, 허리 아프다고 얘기하다 고혈압약을 먹은 지 두 달 후 허리가 많이 아프다고 소염진통제(트라스○정과 엑소페○정)를 처방해 주었습니다. 다음 고혈압약 처방 때 고혈압약을 바꾸어 주려고 했는데 갑자기 세상을 떠나는 바람에 해줄 수 없었습니다.

참고로 고혈압약 암로디핀제제의 약 설명서를 보면 부작용 중에는 관절염, 요통, 근육 경련, 근육통이 올 수 있다고 쓰여있습니다.

맺음말

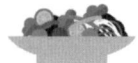

　음식은 골고루 먹되 잘 맞는 음식은 자주 먹고 잘 맞지 않는 음식은 가끔 먹으면 약도 덜 먹고 건강이 좋아집니다.
　"개인별 맞춤 식이요법으로 약을 줄이든지 끊든지 한번 해봅시다."라고 말하면 "약 먹어도 안 되는데. 그리고 평생 약을 먹으라고 병원서 얘기하는데 어떻게 음식으로 약을 줄이거나 끊는가요?", "맛있는 음식 자주 먹고 약 먹고 살래요.", "귀찮게 어떻게 일일이 음식을 가리면서 스트레스 받으면서 살아요? 약 먹으면 되지 않나요?" 다 맞는 말이지만 병 걸려서 치료받으려면 더 스트레스 쌓이고 고생을 많이 합니다. 결과가 나쁘면 중환자실에 입원해서 장기적인 병원생활을 해야 합니다.

가벼운 마음으로 나에게 맞는 것을 알아내서, 맞는 것은 자주 먹고 안 맞는 것은 가끔 먹으면 병과 좀 더 멀어질 수 있습니다. 일반적으로 몸에 좋은 음식으로 분류되어 있지만 나에게는 맞지 않아 병이 심해지거나 병이 생길 수 있습니다. 음식, 약, 건강기능식품, 비타민 등 여러 가지 것들 중 나에게 맞는 것을 알아내는 게 쉽지 않습니다. 그리고 같은 종류의 음식도 나에게 맞는 품종을 알아내서 먹으면 어떨 때는 약보다 훨씬 더 강력한 치료제가 됩니다.

일반적으로는 고혈압에 좋은 음식, 당뇨에 좋은 음식, 고지혈에 좋은 음식 등으로 나누어진 기준 개념과는 달라서 오히려 더 편할 수 있습니다. 병마다 맞는 음식을 고르는 게 아니고 나에게 맞는 음식을 자주 먹으면 여러 가지 병이 같이 좋아집니다. 기존 사상체질이나 8체질에는 없는 나에게 잘 맞는 식품의 '품종'이 있다는 걸 이제부터 알면 좋습니다.

약(고혈압약, 고지혈약, 당뇨병약, 항생제, 진통제, 위장약 등)도 같은 성분이어도 나에게 잘 맞는 약이 있습니다. 건강기능식품(유산균, 오메가3, 루테인 등), 비타민, 영양제도 같은 성분이어도 나에게 잘 맞는 제품이 있습니다. 전문적인 검사(유전자검사, 항생제 감수성 검사, 알레르기 검사 등) 없이 오링테스트로도 간단하게 고를 수 있어 편리합니다. 정확한 검사가 될 수 있게 많이 연습해서 잘 테스트하시면 됩니다.

드물게 개인별 맞춤 식이요법 후 혈압, 당뇨, 고지혈약을 끊고 검사상 정상수치가 나오면 "나 인제 완치되었어." 하고 치료 시작 전에 좋아하는 음식을 다시 먹게 되면 빠르면 2~3주면 다시 원상태로 병이 재발합니다. 다 나았다고 원래 생활로 돌아가는 건 위험합니다.

혈압이 높아지거나, 혈당이 많이 올라가거나 고지혈증이 심해져도 본인이 증상을 느끼지 못하는 경우가 대부분입니다. 그래서 고혈압, 당뇨병을 소리 없는 살인자라고도 합니다. 병이 진행된 걸 모르고 있다 보면 잘못하면 뇌경색, 심근경색, 암 등이 올 수 있습니다. 모든 게 좋아져도 몇 개월에 한 번씩 단골 병원에 방문해 상태를 늘 관찰해 보는 게 좋습니다.

나에게 잘 맞는 식품, 약, 건강기능식품, 비타민 등을 섭취해서 병 없이 건강하게 사는 데 조금이나마 도움이 되었으면 하는 바람입니다. 감사합니다.